外来 森田療法

神経症の 短期集中治療

市川光洋 著

白揚社

手の届かない未来でなく
手を出せる今を変えることが大切——

目次

4　外来標準型森田療法の実際

5 神経症外来の現場から

6 森田療法再考

プロローグ

精神科医からの手紙

「……A君が、○月×日に、再び来院されました。ご本人はずいぶんと良くなっている印象です。森田療法と言えば、入院治療と思っていましたが、外来でも効果があるものですね。ひじょうに参考になりました。今後は当院にてフォローさせていただきます。ご高診ありがとうございました。……」

これは、私のクリニックで治療したA君の主治医、N先生からいただいた手紙です。A君は、二十代の青年ですが、高校生のころから始まった不潔恐怖で何回も手を洗わないと気がすまなかったり、タバコの火、ガスの元栓、鍵、カーテンが閉まっているか等々、さまざまな対象にとらわれる強迫観念で、何度も何度も確認をくり返さないといられませんでした。そのため、ひじょうにつらい日常生活を送っていたのです。一度は精神科に入院して、二カ月間にわたり行動療法を受けたり、N先生からも認知療法を受けていました。

ところが、「森田療法を受けたい」と私のクリニックに来院したときには、不潔恐怖で自分の家のドアノブにすらさわることができない状態でした。また、入院中に受けた行動療法で「確認は三回にしなさい」と指示されたことから、今度は「3」という数字が気になってますます不安がつのるなど、泥沼状態に陥っていました。

そこで私は、A君に外来標準型森田療法という、短期・集中の外来森田療法を行いました。その結果、さまざまな対象にとらわれていたA君が強迫観念そのものの治し方を身につけ、自分で強迫神経症を治すことができるようになったのです。

A君以外にも、私のクリニックの外来では、サッカーのワールドカップに行って応援したいのに、電車に乗れない、まして長時間飛行機に乗って外国に行くことなど、考えただけで恐しくてふるえてしまうという不安神経症のTさん、他人を前にすると緊張してしまい、もう一〇年も人の顔をまともに見られないでいる対人恐怖症のC君など、さまざまな神経症の患者さんたちが訪れます。

N先生からの手紙でもわかるように、これまでは森田療法というと「入院森田療法」というイメージが強く、この治療法が外来でも可能なことが、患者さんにも医師の間でもまだ充分には知られていません。二十一世紀に入り、グローバリゼーションが進み情報知識社会が発展していくにつれて、「知性の病」とも言える神経症の人たちがますますふえていることを実感しています。そして、この神経症に対する治療法として、森田療法が今日ますますその重要性を増しています。

高良興生院で森田療法を学ぶ

森田療法は、東京慈恵会医科大学教授だった森田正馬が大正時代に創始し、昭和になって同じく慈恵医大教授だった高良《こうら》武久が洗練させて完成した、日本が世界に誇る神経症の治療法です。もとはといえば入院療法を主体とする治療法で、私は幸運なことに、高良先生が入院森田療法を行っていた高良興生院で、その最盛期に森田療法を学ぶことができました。

一九九三年のある日、一九五一年（昭和二十六年）に高良興生院に入院し、高良先生から直接治療を受けた患者さんに当時の話をうかがったことがあります。もう四二年もの時を経た遠い昔のことなのに、実によく憶えていました。

その人は二十六歳のとき、人と議論していて興奮し、ふと動悸がしているのを意識して「あれっ!?」と思ったそうです。そのとたん、心臓麻痺で倒れるのではないかという恐怖に襲われて、ますます動悸が止まらなくなり、それがきっかけで心臓神経症になりました。それからというもの、心臓麻痺を起こすのではないかという不安で、一人で遠くに出かけることができなくなったそうです。誰かそばにいないと不安から動悸が始まり、じっとすわっておさまるのを待つようになりました。医者に診てもらっても原因不明と言われ、生活の範囲がどんどん狭くなって、仕事も満足にできなくなりました。そんな状態で一年ほどたったころ、高良先生の「神経衰弱は治る」という本を読んでみると、自分とそっくりな症状が書かれていたので、会社を休職させてもらい、高良興生院を訪ねて入院することになったのです。

高良興生院に入院していた間に、神経症が治る転機となった大きな体験が二つありました。入院森田療法ではまず、絶対臥褥《がじょく》といって一週間ほど何もせず、じっと寝て過ごします。一つめの体験をしたのは、その臥褥中のことでした。薬を取り上げられ、天井を見つめているだけの日が続いた晩、症状が出て動悸がどんどん強くなり、いまにも死にそうな気持ちになりました。部屋にあった内線電話を取り上げ、必死の思いで電話すると、当直の看護婦さんが出ました。「助けてください」と言っても、「いまに治ります」と言われて全然取り合ってもらえません。「死にそうです」と言うと「死にそうなら死になさい」と言われ、それでもさらに「本当に死にそうです」と訴え続けると、「死ぬのは運命だからやむをえません」と言われました。「先生をお願いします」と言っても、「だめです」と電話を切られてしまいます。

もうこうなったらあきらめて、「このまま死ぬよりしかたがない」とじっと寝ていると、だんだん落ち着いて動悸もおさまってきました。その翌日から不思議によく眠れるようになり、それとともに退屈感が強くなって、症状のことは忘れるようになりました。そうしてはじめて「起きてよろしい」と言われたときは、とてもうれしかったそうです。

絶対臥褥が終わると、院内で作業をするようになります。そうして作業をしているうちに、もう一つの転機が訪れました。

ある日、庭で掃除をしていると、いつの間にか高良先生が後ろに立っていました。ポンと肩をたたかれ、ついてくるように合図されます。掃除をやめてついて行くと、病院前の坂道で、「上まで駆け足で上がってみなさい」と言われました。「いや、まだ自信がありません……倒れたらどうしましょう」とグズグズしていると、「倒れたらわたしが助けてやる」と言われます。「先生がそこまでおっしゃるなら」と思いきって駆け上がり、戻ってきました。

息を切らしていると、先生が「心臓麻痺は起きたか」と聞くので、「起きません」と答えました。すると先生が、「駆け足すれば誰でも動悸がするものなんだ。その当たり前のことを当たり前でないと思ったのが、きみの心の迷いなんだよ」と言われ、「ああ、なるほどそういうものか」と得心したのだそうです。それからは用足しも駆け足で行くようになり、行動範囲も広がっていきました。こうして「自分は普通なんだ」ということを身をもって体験し、自信をもって退院したのです。

この方の神経症は、高良興生院を退院してから亡くなるまで四〇年以上、再発しませんでした。森田療法ではこのように、治療中の患者さんの体験の質が治療効果を決定します。このケースでは、入院中に二度の治療的危機を通り抜けることによって、文字どおり完治したのです。

入院森田療法では、絶対臥褥、作業と講話、そして社会復帰準備と退院が一定の時間的な構造をもって目の前に現れ、そのたびに治療的な危機が患者さんに訪れます。そしてそれが、とらわれを脱する変化の契機となっていきます。外来森田療法に必要なのは、このような「治療的危機」を出現させる時間的な構造です。私は、このすぐれた治療法を二十一世紀の現在に蘇らせたいと願い、時間的に構造化された外来森田療法（外来標準型森田療法）など、外来で可能な森田療法を自分のクリニックで始めました。

高良武久先生の死とともに、高良興生院もその姿を消してしまいましたが、そこで学んだ正統森田療法の本質を次の時代にも残すことができたらとの思いが、この本を書く契機になっています。

外来森田療法とは――パニック障害だったTさんがワールドカップ観戦に行けた！

Tさんは、「五年前からのパニック障害を治したい」と来院した女性です。現在、都内でひとり暮らしをして、出版社に勤務しています。五年前に、沖縄からの帰路の飛行機で気分が悪くなり、そのときは酔い止めの薬で落ち着きましたが、その後、通勤中に、動悸がして呼吸困難になり、強い緊張感とともに、脳貧血のような感覚が出現しました。近くの病院を受診し、検査を受けたものの心電図等に異常はありませんでした。その後、心療内科のクリニックでパニック障害と言われ、薬を投与されています。しかし五年間にわたって、「またあの状態になってしまうのでは……」という不安が抜けず、そのために長距離電車、急行電車、飛行機に乗れない状態が続いています。

このような経過を聞いたあと、今回はどういう気持ちで来院したのか訊ねると、「いままでのクリニックでパニック障害と言われ、病名が判明したのはよかったけれども、薬だけでは治りませんでした。今年六月の、サッカーのワールドカップを絶対に見に行きたい、この機会によくなりたいと思ってきました」とのことでした。

そこでTさんに、症状と予期不安との悪循環を表わす精神交互作用の図を示すと、「この図に描かれているとおりです」と答えました。さらに回避行動と生活の縮小の図を示すと、これもそのとおりだと言います（19ページ）。

この時点でワールドカップまで数カ月と迫っていたため、私のクリニックで行っている外来標準型森田療法について説明し、約一〇回の面接で短期・集中的に治療することで合意しました。

そして、次回までに、

①症状が現れる場面とそのときに自分がやっている行動のリスト＝症状リストの作成。

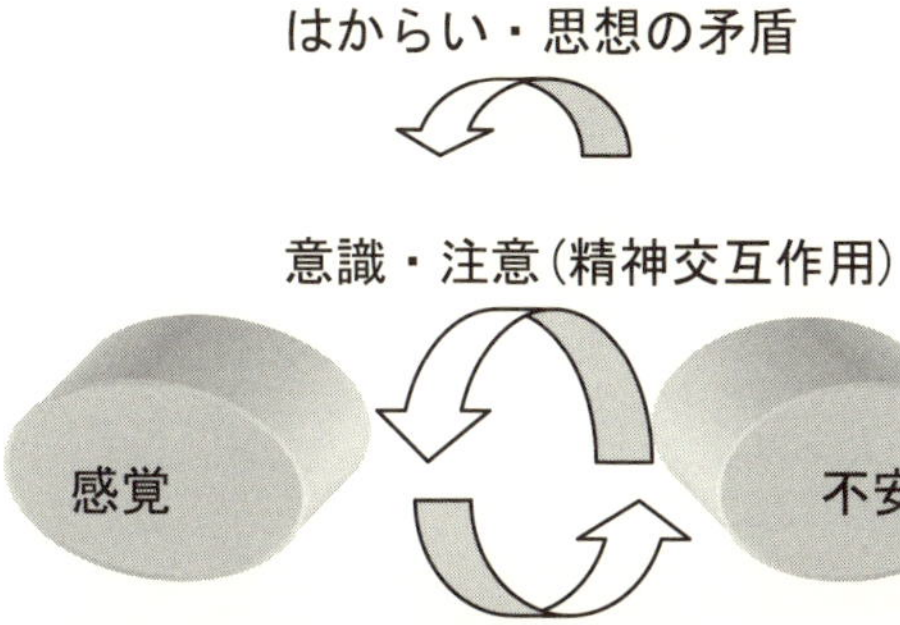

精神交互作用

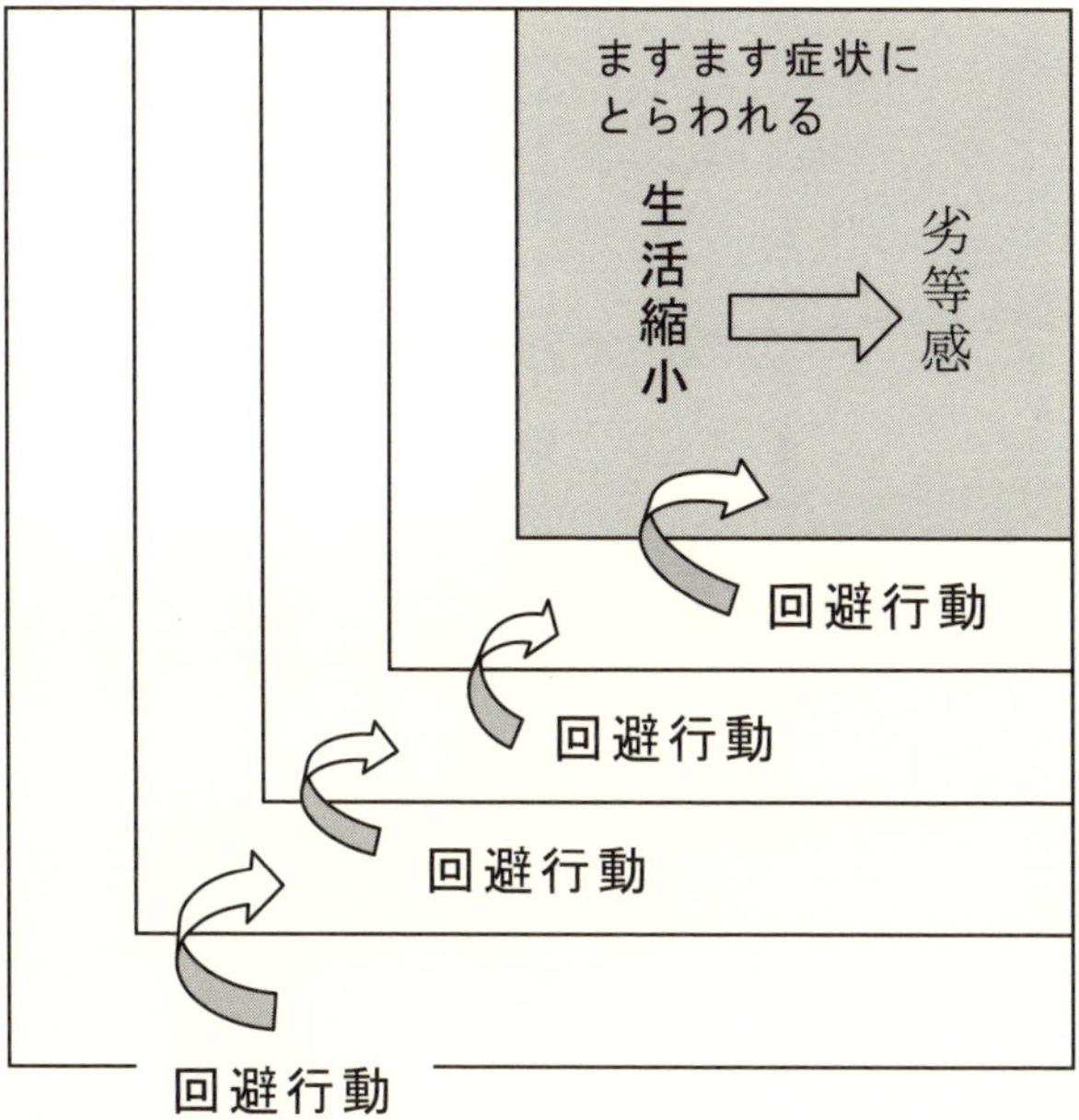

回避行動と生活縮小

②高良武久の著書『森田療法のすすめ』を買って読むこと。

を指示しました。

次の第2回目の面接のときにTさんが作ってきた症状リストによると、

・急行・準急電車に乗れない。
・新幹線に乗れない。
・一人で高速道路を運転できない。
・観覧車、ロープウェイ、ゴンドラなど密室になる乗り物がだめ。
・飛行機に乗れない。
・ワールドカップのニュースや新聞を見るのがつらい。直視するのを避けてしまう。カウントダウンされると本当に行けるのか不安でたまらなくなる。

とのことでした。

これをもとにして話し合ったところ、T市に実家があり、自宅からそこまで行くのに準急や急行電車があるとのことでした。そこで課題として、「ためしに休日に実家まで行き、そのときの行動記録をつけてくること」を設定しました。

Tさんは次の日曜日に実家まで行き、行動記録をつけてきました。

「前週の木曜日から不安が高まり、日曜日の朝は薬を服用した。準急に乗る前に不安がピークに達した。体全体が貧血になったような感じで、深呼吸して電車に乗りこんだ。乗ってから、もう乗ってしまったのだから覚悟を決めようという気になったら、すごく落ち着いてきた。それで、T市に着いたけれど実家には帰らず、そのままいろいろな路線の準急や急行に乗って一日過ごし、自宅に帰ってきた」のだそうです。

また感想として、「木曜から日曜までは、週末に恐ろしい体験をしなければならないと思うと寝つきが悪く、いらいらしたり、気分が沈んで泣いたりした。会社の人にもいらついてしまい、反省した。そんな自分がいやでたまらなかった。ところが週末になってみると、いままで避けてきたことが意外にも普通にできることだった。いままで何を不安がっていたんだろうと思ってきた。今後は積極的に慣れていこうと思う」と記してありました。

この結果を見て、予期不安と実際の不安との差異について説明し、これが神経症から回復する核体験になることを伝えました。

この第3回目は、第二の課題として、Y市の弟の家やF市の友だちの家に行ってくること、以前に取り止めた京都大阪への深夜バスでの旅行のどれかを選んで実行し、記録をつけてくることを設定しました。

次の第4回目の記録には、

「日曜日に、弟の家まで行ってきたが、帰りの電車で不安、動悸、手のふるえの発作が出現した。しかし、ほうっておいてもいつか発作は消えるから我慢しようと思い、電車の中で記録をつけ始めたら発作はおさまった。またその夜、ワールドカップに一緒に行く友人に、はじめて病気のことを話した。友人からは、無理しないで、行けなかったら行かなくてもいいからと言われて、少し気が楽になった。でも甘えるわけにはいかないので、できるだけがんばろうと思う。それにしても、いままで誰にも話せなかったことをわかってくれる人がいると思うと安心できる」と記してありました。

第5回目の面接では、

「T市の実家に行こうとしたが、電車の中で寝過ごしてしまい、急行には乗れず、何の訓練にもならなかった。週末に休みを取って、京都大阪に高速バスで行く計画を立てたが、ここにきて不安になっている」とのことでした。

本人が口にした「訓練」という言葉から、私が与える課題が生活を離れて、非日常的な目標になっていることがわかりました。そこで「課題はとくになし。自分でやりたいことをやってみる」というように変えてみました。

第6回目では、高速バスで京都に行き、さらに、大阪の友人宅に一泊して帰ってきました。京都で友人と待ち合わせ、そこから大阪に向かう急行電車で、友人に不安神経症のことを話しました。バスや電車は予期不安はあったものの、実際に乗ってからは問題はありませんでした。旅行そのものは楽しかったようで、「また行きたい」と意欲的になってきました。さらに、これまでに二人の友人に症状のことを話して、それは何も特別なものではなく、「誰にでも一つくらいそういうことはある」のだと気づいてきました。Tさんはさらに、次の週には飛行機に乗って福岡に行くことに決めました。

第7回目は、福岡行きの前日に面接しました。このときは、

「明日福岡に行くけれど、昨日まではいろいろ考えて眠れなかったり、夢を見てうなされたりした。昨日、一緒に行く友人の一人に病気のことを話してみたら、気にしないで一緒に行こうと言ってくれた。この一カ月で三人の友人に話してみたけれど、みんな親身になって話を聞いてくれてありがたいと思う。みんな忙しい仕事をしているのだから、大なり小なり問題を抱えていて、まったく健康という人はいない。自分だけ苦しんでいるわけで

はないと考えたい」と話しています。

第8回目、福岡旅行から帰って、

「出発の二日前まで不安だったけれど、前日になると、もういろいろ考えても無駄なので、何か起きたらそのとき考えようという気持ちになった。当日は淡々と飛行機に乗り、あっという間に熊本空港に着いた。レンタカーで阿蘇を回って、そのあと福岡に行った。帰りは悪天候のためなかなか羽田に着陸できなかったが、冷静でいられて自分でも驚いた」と述べています。「今回の旅行から帰ってからは、日常生活でもマイナス思考がなくなって、日々楽しい気持ちで過ごせている」とのことでしたので、「あと一、二回で治療を終了する」ことを伝えました。

第9回目。

「おだやかな日々が続いている。六月四日から十五日まで、ワールドカップを見に韓国に行ってくる」とのことで、治療終結前に大きな不安は生じていないため、私のクリニックでの治療をふり返って見ることにし、治療前と現在との変化について確認しました。

①症状の変化＝治療前の症状を100とすると、現在は20から30になっている。

②行動の変化＝治療前にできた行動を20から30とすると、現在本人ができる行動は90になっている。

③心境の変化＝「ふり返って見ると、本当の不安発作があったのは、実はいままで二回だけだった。それよりも予期不安が大きくて、五年間行動できなかった。治療が始まって、二月から三月は何か予定を入れ、不安になりながらそれをこなすことのくり返しだった。いまはあまり気にしない。何でも受け入れられるかな、と。全部一人でできる自信はないが、信頼できる人がいてくれればオーケーと思える」とのことでした。

これを受けて外来標準型森田療法はこの回で終了とし、再面接の希望を確認したところ、Tさんが一カ月後を希望したので、五月にフォローアップを設定しました。

第1回フォローアップ。

「何ごともなく過ごしている。ワールドカップ用の飛行機のチケットを取った。何の心配もないというのとは違うけれども、落ち着いているし、余計なことも考えない」とのことでした。念のため出発前に薬を希望するとのことで、次回の診察を予約しました。

第2回フォローアップ――ワールドカップ直前です。

「状態は変わらず。ずっと薬は飲んでいない。前に使っていた抗不安薬が欲しい」とのことでした。いよいよワールドカップの日程が決まったそうで、その分だけ抗不安薬を処方しました。

そして翌日になると、「昨日薬をもらったけれど、前に使っていたもう一種類の抗不安薬が五、六錠しかないのでもらいたい」と来院しました。私は黙ってTさんの希望する薬を追加で処方しました。

Tさんは、そのままワールドカップに旅立ちました。

そしてワールドカップが終わり、Tさんが診察室に現れました。

「出発の前々日が不安のピークだった。前日から落ち着き、当日は大丈夫だった。飛行機には一応薬を飲んで乗った。まったく緊張しなかった。その後は高速バスでの移動の前に薬を服用。地元チームの試合では、会場が熱くなって殺気だっていた。しかし自分は不安は感じなかった。帰国するときも、必要ないかと思ったが、一応薬を服用。この三回以外はまったく薬は使わなかった。次のワールドカップも、ぜひ観戦に行きたい。戻ってからも落ち着いた感じが続いている。前は電車で緊張したけれど、いまはパニックのことはまったく考えない。症状は治療前を100とすると今は0～5、10くらい。行動もほぼ100％できるようになった。薬も手放そうと思っている」とのことで、この回で完全に治療終了としました。

Tさんのように、パニック障害から予期不安が強くなって、不安神経症になってしまう人はよく来院します。パニック障害に対する薬物療法だけでは中途半端にしか治らず、電車や飛行機に乗れなかったり、遠出ができなかったりと、生活が制限されるようになってしまい、本人は長期間苦しみます。なかには三〇年も電車に乗れず、遠出もできなかった患者さんもいました。そういった患者さんでも、Tさんのように森田療法を始めて、不安はありながらも思いきって行動していく体験を経ると、それまでの不安は自分自身のとらわれが作り出していた「架空の不安」であったことを認識していきます。また、自分だけが不安で苦しんでいるという劣等感も消え、この不安さえ完全になくなればというとらわれからも解放されていきます。するとTさんのように、これまで気づかなかった周囲の人たちの善意や生活のなかでの大変さも見えてきて、人はみんな同じだという小さな悟りも得られるのですが、森田療法ではこれを「平等観」と言っています。

Tさんは直前に強い不安に襲われながらも、最後には、望んでいたワールドカップ観戦に向けて旅立ちました。以前のTさんならば、不安があるかぎり行動できないというとらわれが強く、行動できなかったのですが、このときにはもう治療者はTさんを信頼して、黙って見ているだけでした。そして、無事ワールドカップから戻ったTさんは、症状もなくなり、不安からも本当に解放されて、落ち着いた様子を示していました。治療者である私も安心して、治療を終結することができました。

外来森田療法は、高良興生院で行われていた入院森田療法を外来でも可能にするために、治療の方法に改良を加えたものです。Tさんの例に見るように、この治療法の適応となる神経症の人たちには、短期間で著しい効果があります。以前は入院でしか治らなかったような人たちでも、外来で普通の生活を続けながら、むしろその普通の生活を利用して、治療的体験を得ることができるのです。

この本では、森田療法の対象となる神経症についてまず説明し、その外来森田療法での治療の仕方についても、実例に即してくわしく紹介していきたいと思います。なお、本文中のケースは、プライバシー保護のために年齢、職業等を変えてあります。

1　私のクリニックを訪れる人たち

神経症はその症状によって、多様な形をとります。クリニックの外来にも本当にいろいろな症状を訴える患者さんが来ます。そのため神経症のすべての症状を網羅することはできませんが、大きく不安神経症、対人恐怖症、強迫神経症の三グループに分けて、代表的な症状のパターンを、実際の例に即して見てみましょう。

不安神経症

強い不安を主な症状とするもので、身体感覚と結びつく症状を示すことが多い神経症です。森田療法でいう「死の恐怖」が直接的に症状の内容に見られます。

パニック発作（不安発作）から始まるもの

［ケース1］不安発作の二十代女性

ある日突然、息苦しさと心臓の動悸が出現し、いまにも倒れるのではないかというせっぱつまった気持ちになって、このまま死んでしまうのではないかという恐怖を意識しました。発作は、休んでいると、二、三〇分で落ち着き、その後はうそのようにもとに戻りました。

しかし、その後も発作が何日かおきに出現し、数カ月後には不安で電車に乗ることもできなくなって、仕事をやめることになりました。

仕事をやめて家にいるようになり、最初は少しほっとしました。しかし、今度は買い物や車の運転も怖くなり、外出を避けるようになってしまいました。ある夜、地震があったとき、自分の体がゆれている感覚に対して不安になり、それからは体を動かすと体がゆれたり、動悸がしてくるようになりました。さらに不安が強くなると、入浴したりシャワーを浴びているときでも動悸がします。このまま心臓が止まるのではないかと思い、ついには湯船に入ることもできなくなりました。半分寝たきりのような生活になって、家に家族がいないと不安で、一人ではいられない状態になってしまいました。この状態になって数カ月して森田療法のことを知り、はじめて診察に現れました。

　このケースは、幸い森田療法によって完治しましたが、最初に断続的に現れた不安は不安発作（パニック発作）と呼ばれるもので、動悸や息苦しさ、胸の圧迫感、めまいなどが突然出現し、また、「このまま倒れるのではないか」、「死んでしまうのではないか」、「気が狂ってしまうのではないか」などの強い不安感をともなうものです。この不安発作そのものは、数回から数週間など短期間で落ち着く例が多いのですが、その後、発作に対する恐怖感が続いてしまうことがあります。こうなると不安神経症といって、実際の発作とは別に「予期不安」から生活ができなくなってしまう例が多いのです。

　最近では、パニック障害についての知識が普及したため、心療内科や精神科のクリニックを早めに受診する患者さんがふえ、薬物療法によってパニック発作そのものは早く改善するようになりました。しかし、薬物療法だけでは、不安を完全に取りきれず、「薬を飲んでいるが治りきらず生活に支障をきたしている」と困っているケースが、逆にふえてきています。

［ケース2］心臓が気になる三十代男性

ある年、会社の定期健診で心電図の異常を指摘されました。精密検査をしたところ、とくに問題はありませんでしたが、それをきっかけに自分の心臓を意識するようになりました。日曜日にサッカーの練習中に脈を意識したら、鼓動が激しくなり、「このまま倒れてしまったら……」とか、「本当は心臓に異常があったのかも……」と強い不安を感じました。

このときは休んでいるうちに落ち着きましたが、それからは体を動かしたり、走ったりすることに強い不安を感じるようになりました。駅の階段をのぼるときにも、心臓を意識すると脈が速くなって、このまま心臓が止まってしまうのではないかと不安になり、ゆっくりでないとのぼれなくなってしまいました。また、入浴中も湯船で動悸を意識してしまうといたたまれなくなり、不安はさらに高じて、左胸の心臓の位置にシャワーをかけることもできなくなりました。

かろうじて会社には通っていましたが、混んだ電車もつらくなり、別な理由をつけて退職してしまいました。そのころにいくつかの病院を受診して心電図をとってもらいましたが、異常は出ませんでした。異常なしの判定を聞くと、そのときは安心するのですが、しばらくするとまた不安になり、病院を変えて何度も受診をくり返しました。

その後、ある手作り家具のメーカーに再就職し、何とかがんばろうと思いましたが、工具を使うのに体を思いきり動かすことができず、仕事が進まないために、クリニックを受診しました。

このケースでは、パニック障害のように大きな不安発作はありません。しかし、心電図に異常があると指摘されたのをきっかけに、自分の心臓を過剰に意識するようになってしまいました。心臓の鼓動が速くなることに強い不安を感じ、その結果、日常生活にいろいろ支障が出てしまったのです。

体の不調から始まるもの

［ケース1］胃腸神経症の三十四歳男性

若くして職場のプロジェクトリーダーに抜擢《ばってき》されたSさんは、期待に応えようと毎日終電近くまで仕事を続け、さらに休日出勤までする日々が続いていました。そんなある日、胃がキリキリ痛んで内科で診てもらったところ、軽い胃炎と診断されました。

薬で痛みはおさまりましたが、「このプロジェクトが完成するまでは倒れられない」との思いから、食事に神経質になりました。胃腸のために良いといわれている食べ物だけをとるようにしたり、暴飲暴食しないようにと気をつかって食事の量を制限したりしているうちに、少し食べただけで満腹感を感じるようになりました。一度にたくさん食べられないために、一日に何度かに分けて食事をするようになり、Sさんの体力は低下していきました。すぐに息切れがするようになり、通勤もつらくなった彼は上司に相談して、クリニックを紹介され受診しました。

この時点で体重はかなり減っていましたが、食事をすると胃腸に悪いのではないかという不安から、油物は避ける、香辛料《こうしんりょう》はとらない、主食もご飯を少しとるだけと「胃腸に負担をかけないこと」だけが、食事のすべてになっていました。Sさんは、外来標準型森田療法によって短期間で改善しましたが、治ってみると「何であんなに食事にこだわってしまったのか?」と不思議でならないようでした。このように、神経症で一つのことにとらわれていると、全体が見えなくなってしまうのです。

【ケース2】下痢恐怖の二十一歳男性

大学に入って東京でひとり暮らしを始めてまもなく、通学途中の満員電車の中で、急に便意をもよおして下痢をしてしまいました。それ以来、電車の中でまた下痢をするのではないかと恐れるようになり、少しでもお腹の調子がおかしいと思うと、緊張して電車を降りずにはいられなくなりました。何度も電車を降りると午前中の授業に間に合わなくなり、結果的に単位を落とすまでになってしまいました。

また、通学途中の駅で、どこにトイレがあるか気になって確認するようになりました。トイレがすいている駅では安心できますが、この駅のトイレは混んでいると意識すると不安になって、緊張が始まるようになってしまいました。そのうちに、電車でなくても遠くに外出するときには緊張して、つねにトイレがあるかないか、どこにあるかを気にするようになり、はじめての場所には行きづらくなってしまいました。

最後は、卒業に必要な単位がそろわない可能性が高くなり、また、就職しても社会人として仕事をしていけないのではないかと追いつめられた気持ちになり、何とか卒業だけでもしたいと、せっぱつまって私のクリニックを受診してきました。

【ケース3】吐き気恐怖の二十七歳女性

始まりは、風邪気味で友人と食事に行ったときのことでした。レストランで急に吐き気がしてたまらなくなったけれど、「相手に嫌な思いをさせてはいけない」と何とかこらえて食事をしていました。けれども、途中でとうとうこらえきれなくなり、トイレに行って吐いてしまいました。相手もそれに気づいたらしく、「顔色が青いよ」と心配そうに言いました。その日は、そのまま家に帰って休みましたが、翌日会社での会議中にまた吐いてしまいました。

それ以来、自分は胃が弱いのではないかと何となく不安を感じるようになり、吐いたときの苦しさも頭に残るようになってしまいました。そして、友だちと会食したり会社で会議に出る前など、「また吐いたらどうしよう」と緊張して不安が強くなり、だんだん食事量が少なくなっていきました。

そんなとき、ある朝、通勤途中で電車が止まってしまい、「ここで吐き気がきたらどうしよう」と意識したとたん本当に胃がおかしくなってきて、生つばは出る、冷や汗は止まらない、頭の中はパニックになってしまいました。それ以来、朝は吐き気に襲われるのが怖くて食事することができず、毎日ヨーグルトかジュースを少し飲むだけになってしまいました。

体重も減り、体力がなくなった気がして、ますます自信を喪失しているのに、会社ではまじめな仕事ぶりを認められ、上司について出張するよう指示が出ました。クリニックに相談にきたときには、「とても出張して仕事する自信がありません、第一、長時間乗り物に乗るなんて、いまのわたしには不可能です」と泣きそうな表情で訴えていました。また、「もう安心して食べられる食べ物がないんです」と、少しでも「胃に負担になる」と思ってしまった食べ物は不安で口にすることができない状態でした。

【ケース4】頻尿恐怖の五十五歳女性

「何でこんなになっちゃったんでしょうかねえ。わたしはこれまで病気ひとつしたことがなくて、友だちからもいつも元気でうらやましいねと言われていたのに……。」初診のとき、この女性はずいぶんグチをこぼしていました。独身時代は丸の内のＯＬとして明るく働き、結婚してからは専業主婦として子供を三人育て、一番下の子供の手がかからなくなってからは生命保険のセールスを始め、社交的な性格を活かしていつもトップクラスの成績を維持してきたのだそうです。

それが一年ほど前、寒い日が何日か続いたときに何度も何度も尿意をもよおすようになって、近所の泌尿器科で「膀胱炎」と診断されてから「性格が変わってしまった」のです。それまで病気らしい病気はしたことがなかったのに、膀胱炎と診断されてからは毎日毎日、一時間もたたないうちにトイレに行きたくなるのです。仕事中にも、尿意を意識するととたんに話はうわの空になってしまい、まったく集中できなくなりました。ところが泌尿器科の先生によると、「もう菌も出ていないし、膀胱炎は治っていますよ」とのことです。そんなはずはないと、何軒か別の泌尿器科に行き、さらに総合病院の泌尿器科も受診しましたが、いずれも「異常なし」という診断です。そして、最後に行った病院の先生から「精神的な原因」と言われ、クリニックを紹介されたのです。

この人は、尿意にとらわれて仕事ができず、保険会社はとりあえず休職させてもらうことにしました。しかし、昼間家にいる生活になってから、かえって症状はひどくなりました。外出しても尿意が気になると落ち着かず、電車やバスで遠出することもなくなり、友だちとのつきあいも少なくなりました。半病人のように家にいるのですが、「昨日なんか、三時間のうちに一〇回もトイレに行ったんですよ。テレビもゆっくり見ていられません」とつらそうです。

しかし、「夜はトイレに起きますか」と訊ねると、「あれっ、そういえば夜トイレに起きることはあまりありません」と言います。そこで、「最近、昼間トイレに行かずに、何時間か過ごしたことはありませんでしたか」と思い出してもらうと、「そういえば、親戚から電話がきて、急病で家族が入院して大変だと言われて何とか電話で落ち着かせたり、いろいろ他の親戚に連絡したり手配したりして、その日は半日くらいトイレに行きませんでした」とのことでした。

これで神経症による頻尿恐怖であることが推定できたので、森田療法でいう「精神交互作用」について説明すると、「ああ、まったく先生のおっしゃるとおりです」とはじめてグチが止まり、治療に興味を示すようになりました。

［ケース5］声がかすれる四十歳男性

神経症のなかには、きちんとしようとすればするほど症状がひどくなるものもあります。このケースでは、最初はささいな異常だったものが、本人の治そうとする努力によって症状がひどくなり、最後はまったく仕事にならない状態にまでなってしまいました。職業は電車の車掌さんで、まじめに二〇年以上勤め、仕事をきっちりすることから同僚や後輩の信頼が厚い人でした。

始まりは本当にささいな異常で、ある駅で駅名をアナウンスしたときに声がかすれてうまく言えなかった、ということです。他の人なら「ささいな失敗」と思ってすぐに忘れてしまったかもしれません。しかし、二〇年間無遅刻無欠勤でまじめに仕事を続けてきたこの人には、それはあってはいけない失敗に思えました。そこで翌日から、その駅ではとくに注意し力を入れてはっきり発音するようにしてみました。すると、自分の声が少し裏返って、逆に聞き取りにくくなったような気がしました。

家に帰ってから、その駅名を発音する練習を始めてみると、どうもそのなかのある音が苦手で、うまく言えないことに気づきました。一生懸命練習して、今度こそできるはずと思い、翌日の電車でまた試みてみました。しかし、その駅が近づいてくると緊張が高まり、あせってしまったからか、また声が裏返ってかすれてしまいました。

それからは、はっきり発音しようと思えば思うほど失敗するようになり、しだいに他の駅でも駅名に同じ音が入っていると声がかすれるようになってしまいました。心療内科の病院に行き、抗不安薬や抗うつ薬を処方してもらうと、少し気持ちが楽になりました。しかし、薬を飲み続けていても症状は改善せず、日常生活でも声がかすれるようになってきて、薬の量はどんどんふえていきました。薬の副作用で眠気が強くなり、勤務が困難になったので、もう退職するしかないと思いつめたころに、同僚から同じ症状が森田療法で治ったという話を聞き、クリニックを受診したのです。

［ケース6］不眠恐怖の六十歳女性

身体的な不調に対する神経症に近いものに、不眠恐怖があります。眠れないと体によくないという不安から不眠にとらわれてしまうもので、この女性は四十歳のときに不眠が始まり、二〇年間悩んできました。最初は単純な不眠が三日ほど続いただけでしたが、そのとき「睡眠不足は体に悪い」という話を聞いたために、「何とかして眠らないと……」とあせるようになりました。枕や布団を変えたり、音が気になるので時計を止めたり、いろいろ工夫したのですが、かえって寝つけなくなってしまい、近所の病院で睡眠薬をもらい始めました。

それで最初の何日かはよく眠れるのですが、しばらくするとまた不眠が始まってしまいます。寝つけないだけでなく、眠りが浅いのかたびたび夜中に目が覚め、その間はうとうとしているだけになってしまいました。親切なお医者さんは、その訴えに睡眠薬を増やしたり、変更したりしてくれるのですが、やはり効果は長続きしません。思いきって心療内科のクリニックを受診したら「軽度のうつ病」と言われ、抗うつ薬を出してくれました。しかし、それでも眠れるようにはならずに、薬の副作用で便秘になったりのどが渇いたりしたため、半年ほどで抗うつ薬はやめてしまいました。その後はまた近所の病院に通い続け、「これで眠れる」という話があると、民間薬やサプリメント、マッサージや整体、磁気や電気の治療などあらゆる方法を試してみましたが、やはり効果は一時的でした。

歳をとるにつれて、このままでは脳がだめになってしまうのではないか、何か大きな病気になって寝たきりになるのではないかなどと不安が強くなり、また、主治医からも「もうこれ以上出す薬はありませんよ」と言われてしまいました。雑誌で森田療法の記事を見て「自分は不眠神経症だ」と気づき、息子さんにインターネットで調べてもらってクリニックにやってきました。

対人恐怖症

森田療法で治療する神経質症というと、誰でもまず一番に思い浮かべるのが対人恐怖ではないでしょうか。私のクリニックにやってくる患者さんでも、だいたい40%くらいの人が、この対人恐怖のカテゴリーに入る悩みを訴えます。

昔は対人恐怖症は男性に多いと言われていましたが、現在クリニックを訪れる対人恐怖症の患者さんは、とくに男性が多いとか女性が多いということはありません。年代的に見ても、二十代の若い人たちから六十代のいわゆる熟年世代まで、大きな広がりをもっています。これは、誰にでも無差別に起こりうる神経質症なのです。

昔から、対人恐怖は日本人にとくに多く見られる神経質症と言われてきました。日本の社会は人間関係を大切にする傾向がひじょうに強く、それだけに、そこからはじき出されるのではないかという不安に陥りやすいから、と考えられてきたのです。

たぶん、その見方は正しいのだろうと思います。それでも一方で、アメリカやヨーロッパでも最近ではソーシャル・フォービア（「社会恐怖」もしくは「社交恐怖」と訳されています）という病名が定着したり、私のクリニックにも、中国やアジアからの留学生の方が同じような悩みで相談にくるのを見ていると、対人恐怖はけっして日本人だけが陥る神経質症ではないようです。日本では、遠く森田正馬の時代からそれを治せる病気と考えてきたのに対し、諸外国にはそういう認識がなかっただけで、対人恐怖に悩む人は日本と同じようにいたのかもしれません。

ひとくちに対人恐怖と言っても、その現れ方は人によってさまざまです。たとえば、高良武久は、こんなふうに書いています。

さて、対人恐怖症にもいろいろある。人前で圧迫感を覚えてぎごちなく、話題が出てこないという者、かたわらにいる人が気になって、当面の目的に向かって注意を集中することができない者（たとえば授業中となりの学生のほうに視線が向くようになって、講義をよく聞くことができない）、多人数の前に出るのを恐れる者、いつも他人から見られているのを意識して、動作がなめらかに進まない者、自分の表情が変だから（たとえば目つきが鋭くなるとか唇がこわばるとか）人に不快な感じを与えると思いこむ者、自分の顔が醜い、鼻の形が悪いとか、眉毛がよくないと思いこんで人前に出るのを恐れる者、相手と視線を合わせることができないので人と面接できず、人なかで自分だけが孤立して苦しむ者など、人によってさまざまである。

（『新版森田療法のすすめ』209-210ページ）

これはきっと、高良先生が慈恵医大や高良興生院で診察治療されてきた患者さんたちのなかから、思い出すままに並べていかれたのでしょう。同じ神経質症、同じ対人恐怖でも、その現れ方は実にバラエティーに富んでいることがわかります。また、最近の対人恐怖の人が悩んでいる症状も、だいたいここに網羅されているのではないでしょうか。

この『森田療法のすすめ』には、入院治療を受けた人の体験記が数多く収録されています。そのなかから、対人恐怖の人のものをひろい出して見ていくと、いま述べたように私のクリニックを訪れる対人恐怖の人たちと共通の症状が示されているのですが、ただ、その症状が現れるに至った生活の場面にいくぶん違いが見られるようです。それは、対人恐怖は場面恐怖とも言えるのですが、その対人恐怖が現れる場面には、時代の空気や広い意味でのカルチャーといったものが色濃く映し出されているからではないかと思います。

そこで、最近はどんなとき、どんな場面で対人恐怖が現れやすくなっているか、私のクリニックを訪れる患者さんたちの代表的な例を紹介しましょう。

会食恐怖＝人と一緒に食事できない

「会食恐怖」というのは私が仮につけた病名ですが、人と一緒に食事する場面でやたら緊張する、ふるえて食事ができないなどと言って相談にくる人が、このごろ多くなっています。そういう人たちに聞いてみると、自分ひとりなら、あるいは家族と一緒になら、何の苦痛も感じないで食べられるそうです。ですから、「食べる」ということではなく、「人と一緒に」ということに恐怖を感じているわけで、最近の対人恐怖でとくに目につく一類型と言えそうです。

二十七歳の女性で、こんな例がありました。この女性をいま仮にK子さんと呼ぶことにすると、K子さんには三年前から交際してきたTさんという恋人がいて、そろそろ結婚を考えるところまできていました。そんなわけで、ある日、Tさんが両親にK子さんを紹介し、一緒に食事することになったのです。

ところが、いよいよ結婚に向かって一歩踏み出そうというその会食の席で、K子さんは緊張のあまり、まったく食事に手がつけられなくなってしまいました。ナイフやフォークを持つ手がふるえ、そのことを意識するとますますふるえが激しくなります。Tさんの両親が自分の手を見て変に思っているのではないか、そんなことばかり考えるから緊張の度合は強くなる一方で、ふるえはいっこうにおさまりません。

それ以来、K子さんは人と一緒に食事するのが怖くなってしまいました。またあのときのように、手がふるえてみっともない状態になったらどうしよう、そんな不安と緊張から、人と一緒に食事ができないのです。

私が相談を受けた患者さんのなかには、はじめてデートしたとき恋人と入ったレストランで、このK子さんと同じように緊張のあまり食事ができなくなった女子大生もいました。彼女はそれ以来、人と食事するときにはまったく料理に手をつけられない、と言っていました。また、大学を卒業し希望する会社に就職したものの、入社直後の研修でみんなと食事するときに、緊張と不安から食べられなくなったという例もあります。

　この会食恐怖の原因としてはまず、大事な人との大切な場面で失敗してはいけない、失敗したらどうしようという緊張や不安が考えられます。あるいは、こういう場面ではこういうふうに振る舞うもの、こんなムード作りをするもの、テーブルマナーはこうでなくてはならないなどという、広い意味でのカルチャーからの刷りこみが強く作用しているのかもしれません。そして、いま挙げた例に見られる場面や状況はどれも、高良先生が『森田療法のすすめ』を書かれた半世紀近く前の体験記にはほとんど出てこない、いまの時代を映し出すものになっているのではないかと思います。

社交恐怖＝ファミレスで始まる対人恐怖

　これも会食恐怖とよく似た例ですが、ファミリーレストランで突然始まる対人恐怖があります。仮に「社交恐怖」と呼んでおきますが、こういう例にいくつも接すると、一九八〇年代以降、私たちの生活シーンは大きく様変わりしたのだな、と痛感させられます。

　さて、Nさんは東京に住む三十代の主婦ですが、近所の奥さんに誘われて、テニスクラブに入会しました。最初はあまり気が進まなかったものの、子供のころからスポーツが好きで、学生時代に少しだけ経験もあるNさんは、だんだんテニスクラブに行く日を楽しみにするようになっていました。

ところがそんなある日、テニス仲間と帰りに近くのファミリーレストランで一休みしたそのときから、Nさんはクラブに通うのが苦痛になってしまいました。みんなほぼ同年輩で、家庭環境もだいたい似たり寄ったりの女性ばかり数人が、ファミレスの一角に陣取って、お茶とケーキで大いに盛り上がっている——誰もが一度は眼にしているはずの、あの光景です。

確かにみんな盛り上がっていました。でも、Nさんはとうとう最後まで、みんなの会話に入っていくことができなかったのです。Nさんはこう言っていました。

「こんなこと言ったら、せっかく盛り上がってるのにシラケさせちゃうんじゃないかとか、みんなに馬鹿にされるんじゃないかとか、何だか変なことばっかり考えて……みんなの話に入っていけなくなっちゃったんです……もうコーヒーもケーキも全然手をつけられなくて、ただガタガタふるえてたんです……」

これが、Nさんにファミレスで襲いかかった対人恐怖です。さきほどの会食恐怖と違って、小集団のなかで味わう対人恐怖、仲間に入っていけない、仲間から取り残されていくというところに、この「社交恐怖」の特徴があります。暗いと思われちゃいけない、スムーズな流れをギクシャクさせちゃいけない、うける話題を提供できなきゃいけないと自分で自分を追いこんでしまって、にっちもさっちもいかなくなってしまうのです。

ファミレスで憩うのは、テニスクラブの仲間だけではありません。私が相談を受けたなかには、小学校の保護者会の帰りに、何人かでファミレスに入って同じような状態になり、それから保護者会に出るのが苦痛になった母親もいました。また、これはファミレスではないけれど、居酒屋でのコンパで「社交恐怖」に陥った大学生もいます。そんなわけで、現代では、さまざまな社交場面もやはり、対人恐怖発症の代表的な舞台になっているように思えるのです。

失敗恐怖＝キャリア志向が強い現代社会の対人恐怖

対人恐怖には、昔から管理職になったとたんに発症するというケースがよくありました。高良先生の『森田療法のすすめ』でも、部下を集めて訓辞を述べるときに体がふるえて恥ずかしく思い、それからは人前に出ると体がふるえるのをやたら意識するようになった郵便局長の体験記が収録されています。私のクリニックを訪れる患者さんでも、五十代から六十代の男性で対人恐怖の人の場合は、だいたいこれに類するシーンで発症していることが多いようです。

ところが現代では、こうしたケースが女性にも多く見られるようになってきました。女性が活躍する職場がふえてきて、三十代前半のいわゆるキャリアウーマンがスタッフミーティングを取り仕切るなどというのも、けっして珍しいことではなくなっています。

私のクリニックを訪れたCさんもそうした一人でした。Cさんはまだ三十前の若さでしたが、職場ではすでに管理職で、部下を指導監督する立場にありました。ミーティングでも当然、彼女がリードしていかなければなりません。

そんなCさんのセクションに新たな業務が割り当てられ、彼女はスタッフにその内容を説明し、こまかな指示を与えることになりました。前の晩おそくまでかかってシナリオを作り、何回もリハーサルを行ったそうです。部下から出そうな質問のシミュレーションまでしたと言います。

ところが翌日、いよいよ本番を迎えたCさんはいつになく緊張して、皆の前に立ったとたん体がブルブルふるえているのを感じました。こんなことではいけない、こんな不様な上司では部下の信頼が得られない、そんなふうにあせればあせるほど、ますますふるえはひどくなり、声は上ずっていきます。気持ちが別のところに向いてしまったため、説明も指示も前夜のシナリオ、リハーサルとはどんどんずれてしまい、それがまた彼女のあせりに拍車をかけました。

その日のミーティングは何とか最後までやり終えたけれど、彼女はそれ以来すっかり自信を喪失して、部下を集めて話すのが怖くなってしまいました。ふるえたりしてみっともない上司だ、みんながそう思っているのではないかと、部下の顔を見ることもできません。しだいに職場の懇親会すら苦痛で、同僚や部下との接触を極度に避けるようになりました。そんな状態では仕事も円滑に進むはずがなく、このままではせっかく築きあげたキャリアがダメになってしまう、彼女は私の診察室でしきりにそう訴えていました。

二十代の男性Dさんの場合はCさんと違って、エリートコースを歩んできたわけではありません。むしろ、何とかしてキャリアにつながるルートに乗ろうと努力しているなかで、対人恐怖の一種である視線恐怖に陥ってしまいました。

彼は幼いころから機械や電気器具が好きで、工業専門学校に進みたかったのだそうです。ところが、祖父がどうしても普通校に進み大学に進学しろと言ってきかず、泣く泣くそれに従ったのだそうです。そんなわけで大学も文科系に進み、無事卒業して営業畑の職場に就職しました。誰でも入社したてのうちは当然、ミスしたり失敗したりすることもあります。ところがDさんには、だめなのは自分だけで、同時に入社した仲間は積極的に職場に溶けこみ、張り切って生き生きと仕事しているように見えます。

自分ひとり取り残されていくようで、敗北感に鬱々と日々を送るなかで、いつしか高校進学時に希望を叶えられなかった挫折感に執着するようになりました。できることならもう一度原点に帰って、本当に自分のやりたいことに取り組んでみたい。そういう思いが強くなって、彼はシステムエンジニアを養成する専門学校に通うようになりました。

ところが、学校に通いだしたからといって、そう一気に問題が解決するはずがありません。いくら子供のころに好きだったといっても、技術系の勉強に素地がないから、当然ここでも失敗することがあります。それでもがんばって、早く活路を見いだそうとあせるDさんに、新たな苦しみが襲いかかりました。専門学校でディスプレーを前にして講習を受けていると、向かい側で同じようにディスプレーに向かう人と目が合うのが気になり、講習に身が入らないのです。どこに視線を向ければ目が合わなくなるか、そんなことばかり考えて、とうとう椅子を極端に下げて、ディスプレーに身を隠すような不自然な姿勢になったりしました。もちろんそんなことをしても、他人の視線と自分の視線のやり場が気になってしかたがない、彼の視線恐怖はいっこうにおさまりません。たまりかねて私のクリニックを訪れたDさんの視線恐怖の場合、症状の背後に彼の敗北感や挫折感、そして早く本来の自分に立ち返って人生を軌道に乗せたいというあせりがあることは明らかです。

Cさんの対人恐怖もDさんの視線恐怖も、極端に失敗を恐れ、些細なことで自分の人生に致命的なダメージを受けたと思ってしまうところから起きたと言えます。雇用システムの見直しが進むなど、日本の職場環境は大きな変革の時期を迎えています。成果主義、社員相互の評価システムの導入など、キャリアとノンキャリアの格差はますます拡大していくでしょう。ここにも、いかにもいまの時代ならではの対人恐怖発症の土壌があるのではないかと思います。

強迫神経症

【ケース1】不潔恐怖の二十三歳男性

二十三歳の男性で、初診時は過敏性腸症候群を訴えて来院しましたが、一カ月後の面接では「便で服が汚れたり、手が汚れる気がする。家ではトイレの前に服を脱ぐ。トイレットペーパーを大量に使っている」と言うので、強迫症状があることが明らかになりました。また両親からも、彼のトイレや入浴の時間が異常に長いという相談がありました。

「家のトイレに入るときに、衣服が汚れないように服を脱いでから入る。一回の排便で、トイレットペーパーを少なくとも一ロールは使う。便器や便座に手で触れることはしない。一回拭くごとに手を確認する。その結果、一度トイレに入ると出るまでに一～二時間かかってしまう。こうした行為は、小学校二年生のときに学校で下痢をして下着を汚したことが頭にあり、高校一年から風呂の前にトイレに行くようになったのが始まりである」とのことでした。

また、「風呂に入ろうと思ったときから実際に入るまで、まずトイレに入ってお尻を拭き、トイレから出たら下着をくまなくチェックする、そのとき、下着のふち以外は手袋をはめて触る。そんなことをしているから、入浴するまでにやはり一時間以上かかる。毎日風呂に入らないと気がすまないが、入浴までの過程が大変なので、このごろは自分の部屋に入らず居間で寝てしまうことが多い。自分で手がきれいだと思うときでないと、大切にしていて清潔だと思っているものに触ることができない。具体的には、自分のパソコン、洗濯したもの、自分の部屋にあるほとんどのものに触ることができない。実際、便で下着を汚すと身体全体が汚れてしまった気がするので、最低でも一時間風呂で手を洗い続けてからでないと、きれいなものには触ることができない」と、重度の確認行為と強迫禁止が認められました。

【ケース2】疾病恐怖の四十二歳女性

二十四歳のときに第一子を出産後、子供にアトピーの問題があり、その状態をメモして医師に確認を求め始めました。さらに、病気について完全に調べつくさないと不安になり、自分で調べた疾患のファイルを作るようになりました。また、ある学校に通っていて、薬害エイズについて調べて発表すると、その後しばらくはエイズについていろいろ勉強したり調べたりして、ノートを二冊埋めつくすまでやり続けました。それでさらに不安が強くなり、新聞等で狂牛病、エイズ、B型肝炎などの記事を見ると、自分のファイルで確認せずにいられなくなりました。生活の発見会に七年前に入会し、森田療法の本も読んだけれど改善せず、当クリニックを受診しました。

彼女のメモには、梅毒の発症までの期間、長女のソックスのスティックのりの成分、自分の体のほくろ、長男のほくろ等、一週間の間に気になって確認したことが次々と記載してありました。たとえばキャットフードについて、「猫にキャットフードを与えた後、手を洗ったか不安になる――そのあとで口の中を指で触れたため。飛躍しすぎた考えだが、手にキャットフードの粉が残って、それが粘膜に触れたらと不安になり、狂牛病の感染経路について自分の作ったメモをチェック。〈口から直接摂取か、直接注射で注入以外、感染の可能性は低いと考えられている〉との記載で一応安心」と記してあったりします。

このようにして作ったメモのファイルが何冊にもなってしまい、このファイルなしでは一日も過ごせない状態になっていました。

【ケース3】過失恐怖――万が一事故が起きたら……

過失恐怖も、強迫神経症のなかではよく見られるものです。

整備士のEさんは小型飛行機の整備が専門でしたが、ある日、飛行機の墜落事故のニュースを見てから、もし自分が担当したエンジンに整備のミスがあったらという不安が頭に浮かぶようになり、「そんなことはありえない」と理屈では否定しても、「万が一あったら大変なことになる」との観念が頭から離れなくなってしまいました。そして、完全に整備したはずのエンジンをもう一度見直すようになり、仕事に異常に時間がかかるようになって、上司からも叱責されてしまいました。

このままでは整備士として仕事ができなくなるとの危機感を抱いたEさんは、思い余ってクリニックに受診してきました。同様の症状は、責任の重い職業や、本人がまじめで責任感が強い人に多く見られます。

配管工のFさんは、ガス爆発で家が全焼した記事を見てから、ガス管の継ぎ手が気になる症状に陥ってしまいました。そして、一度組み立てたガス管をまたはずして確認しないといられなくなり、仕事にならなくなってしまいました。

事務職のGさんも、退社するときに、「もしコンピューターの電源を切り忘れて機械が壊れたら、せっかく入力したデータがだめになってみんなに迷惑をかける」という不安から、さらに「電源の切り忘れが原因で火事が起きたら」という強迫観念に発展して、毎日帰りぎわに電源を確認せずにはいられなくなりました。そしてひどいときには、帰宅する途中で「電源の切り忘れ」という言葉が頭に浮かんだだけで不安になり、会社に戻って確かめることもありました。

【ケース4】不完全恐怖で何度も計算を見直さずにいられない

大規模な監査法人に勤める公認会計士の男性。いくつかの企業の会計監査を担当していましたが、業務が忙しく残業で疲労がたまっていたころに、ふと、財務諸表の計算が正しいのかどうか疑念がわきました。計算すると確かに合っていましたが、それ以来、仕事上でいろいろな計算が合っているのかどうか不安になり、確かめる癖がついていきました。

最初は一度確かめれば安心していたのですが、もとの計算と検算が合わないことが一度あったときに、急に強い不安を感じ、パニックになりました。よく計算し直すと検算のほうが間違っていたことがわかりましたが、それ以来、自分の計算が合っているかという不安や恐怖感が強くなり、同じ書類を何回も見直すようになりました。すると、確かに合っているはずの計算に現実感がなくなり、「これでよいのか」と自分の感覚に自信がなくなっていきました。

しだいに仕事がつらくなり、上司に相談してしばらく仕事を休むことになりました。休職して一時はほっとしたのですが、日常生活でも数字や計算が気になり、買い物をしてもレシートの計算が気になると見直すようになりました。合っているとわかっているのに何度も見直さずにはいられず、一日中数字が気になって不安がとれない、これがノイローゼかと思ってインターネットで調べると森田療法が出ていたので、クリニックを探して受診してきました。このときには、「とにかく数字を見ると不安になるので、生活のなかでなるべく計算や数字を使う場面を避けている、しかし、このままではいつまでたっても仕事に復帰できません」と悲痛な表情で訴えていました。

【ケース5】交通事故恐怖――車で走った道を戻らずにはいられない

会社員のHさんは、ある日高速道路を走っていると、スピード違反で警察に車を止められてしまいました。違反そのものは大したことはありませんでしたが、それ以来何となく、「また交通違反をしてしまうのではないか」と不安を感じるようになりました。

そんなある日、会社からの帰り道に交差点を通り過ぎたとき、車の下で何かに当たったような音がしました。驚いて車を止め、まわりを確認しましたが、何ごともありませんでした。しかし翌日から、「自分はもしかするとあのとき人を轢《ひ》いてしまったのではないか」という恐怖感が頭から離れなくなり、帰宅途中で交差点を通ると、人を轢く不安が頭をかすめるようになってしまいました。そのうち、ときどき車を止めてまわりを確認するようになり、さらに家に着いたときに、通り過ぎた交差点が気になるようになって、「ありえない」とは思ってもまた車で戻って、何もなかったことを確認するようになりました。

疑心が強くなると、今度は確認した帰りにまた人を轢いてしまったのではないかと思うようになり、家に着くとすぐに車を降りて自転車に乗り換え、いまきた道をたどり直すようになりました。一時間の通勤距離を途中までまた一時間かけて自転車で戻るという、「自分でもこっけいな」状態に陥ってしまったのです。休日も車で出かけることはなくなり、暗い顔をして家にいることが多くなったHさんを見かねて、奥さんがクリニック受診を勧め、当院に受診されました。

生真面目で善良なHさんは、「あのとき生まれてはじめてスピード違反の切符を切られたんですよ」と述懐しました。「それにしても、同じ話を他人から聞いたら笑っちゃいますよね」と言いながらも、「だけど、どうしても不安になってしまうんですよ」と困惑していました。

【ケース6】記憶恐怖――PTSDと間違われた強迫神経症

Iさんは、若いころ一人でアパート暮らしをしていました。ある日、そのアパートで飛び降り自殺があって大騒ぎになりました。ちょうどその場にいあわせたIさんには、落ちた女性やその夫らしき人がかけつける様子が目に入ってしまいました。そのときにはひじょうに驚いて恐怖を感じましたが、しばらくすると忘れてしまいました。

しかし、事故から数年たったころにふとそのことを思い出し、強い不安と、「その光景が頭から離れなくなったらどうしよう」と恐怖を感じました。すると、毎日夜眠る前に不安になり、とくに夫が隣で先に寝てしまうと、言うに言われぬ不安を感じるようになりました。それを打ち明けると、心配した夫は精神科にIさんを連れて行き、そこで「PTSD」と診断されました。そして、薬をもらって一時落ち着いたように思いましたが、またしばらくしてテレビのニュースやドラマで死亡事件を見ると、そのことを思い出し、一人になったときに強く不安になりました。

「思い出してはいけない」と思えば思うほど、「また思い出してしまうのでは」とどんどん恐怖感が強くなり、一日中そのことが頭から離れなくなってまた精神科のクリニックを受診しましたが、今度は薬が効きませんでした。私のクリニックを訪れたIさんに、これはPTSDではなく強迫観念症であることと、思い出すまいとすることによってさらにその記憶に意識がいってしまい、不安感を増大させていることを説明すると、Iさんははじめて自分の悩みをわかってもらえたと安堵の表情を見せました。

【ケース7】雑念で試験勉強ができない

受験生、予備校生などに多い症状ですが、最近は資格試験をひかえた社会人でも多く見受けます。私たちは受験勉強などしていると、さまざまな雑念が頭に浮かんで、教科書や参考書を見ていながら集中できないことがあります。そんなときには、その状態をそのまま受け止めて、集中できないながらも勉強を続けているのが普通ですが、受験などで追いつめられた心理のときには、「こんな雑念があったら合格できない」と不安になってしまうことがあります。

そこで勉強に集中して不安をなくそうと思って、「集中すること」そのものを目的としてしまうと、雑念恐怖が始まります。人間がまったく雑念なしに勉強することはおよそ不可能なのです。そして、雑念を押さえこもうとすればするほど、人間の意識は雑念に向かってしまいます。

この雑念恐怖のバリエーションで、勉強していると自分の眼鏡のフレームが視界に入って落ち着かないという眼鏡恐怖や、やはり自分の鼻の先が目に入って気をとられてしまう鼻先恐怖もあります。

Jさんは、ある資格試験の合格をめざして、連日マンションの一室で勉強を続けていました。ある日、外の駐車場で車の音がするのがひどく気になりました。こんなことではいけないと思って、勉強に集中しようとしたのですが、そう思えば思うほど、駐車場の音が大きく聞こえるようになってしまいました。たまらなくなったJさんは、マンションを引っ越しました。

その後はひと安心して勉強に集中できたのですが、ある夜、マンションの上の階で排水する音が気になりました。それからはまた音が気になり、上の階に意識がいってしまうようになりました。しかも今度は、音がしていないと、静かななかで「また音がするのではないか」と気にするようになりました。こうなると雑音恐怖のとらわれにはまってしまい、音がしても気になる、しなくても気になると、まったく勉強に集中できなくなってしまいました。資格試験の受験日も迫り、このままでは合格は絶望的だと思ってクリニックに相談にきました。

【ケース8】加害恐怖——もしも子供を傷つけてしまったら……

赤ちゃんが生まれて三カ月たったころ、Lさんはテレビで、「母親が自分の子供を殺害した」というニュースを見ました。そのときは何とも思わなかったけれど、数日後、キッチンで夕食のしたくをしているとき庖丁を目にして、ふと「もしこの庖丁で赤ちゃんを傷つけてしまったら」という考えが湧いて、怖しくなり思わず庖丁をしまいこみました。すると翌日から、庖丁を目にするとまたあの考えが湧くのではないかと不安になり、なるべく庖丁を遠ざけたり使わないようになりました。

Lさんのマンションはまだ新しく若い世代が多いため、マンションの前の公園では子供がたくさん遊んでいます。マンションから買い物に出るときには、必ずその公園を通っていくのですが、そのときまた突然、「自分がこの子供たちを傷つけたらどうしよう」という不安が湧きました。すると、子供たちに近づくのが怖くなり、だんだん外出するのも不安になってきました。また、マンションの廊下で人とすれちがうときも「もしもわたしがぶつかって相手を突き落としてしまったら」と意識してしまい、なるべく端の方を歩かないようにしたり、廊下に人がいそうなときは外に出ないようになりました。

以前は活発で外出が好きだったLさんが休みの日に出かけるのを渋ったり、料理もしなくなったのを見て、夫は子育てのストレスでうつ病になったのかと心配し、Lさんをクリニックに連れてきました。最初は、そんなことを考えてしまう自分はとんでもない異常者だと思いこんで本当のことを話したがらなかったLさんも、「わりによく見られる強迫観念である」と説明されると、安心してそれまでの経過を話しだしました。

【ケース9】縁起恐怖・瀆神恐怖《とくしん》

これも比較的若い女性に多い強迫神経症ですが、縁起の悪い観念や神様を冒瀆《ぼうとく》するような考えが起きると、それを打ち消すために強迫行為をしないといられなくなるというものです。

ある人は、神社の脇を通ったときにたまたま「神様のばかやろう」という言葉が頭に浮かび、バチが当たるのではないかという不安からそれを打ち消すために「神様ごめんなさい」と一〇回唱えないといけなくなりました。そのうち、神社を遠くから見ただけでも同じ言葉が浮かび、打ち消しの言葉を唱えずにはいられなくなって、神社に近づかないよう遠回りをするようになりました。

またある人は、たまたま家族が病気になったときに鏡を見ていて「死」という言葉が浮かび、それ以来すっきりするまで鏡に打ち消しの言葉をくり返さないとその前を離れられなくなったと言います。また、外出先で鏡を見て、打ち消す前にその場を離れざるをえなくなってしまったらどうしようという不安から、鏡のありそうな場所に外出ができなくなりました。

私たちは、理性ではたたりや縁起などを否定していますが、心の奥にはこういったものに対する恐れの気持ちを変わらずにもち続けているのかもしれません。

2　神経症と森田療法

神経症とは

森田療法の対象となる神経症とは何でしょうか。むずかしい言葉で精神医学的にいえば、神経症とは、主として心理的機制（心理的な原因）によって起こる心身の機能障害です。

神経症の症状にはいろいろなものがありますが、大きく分けると、

①心臓神経症、胃腸神経症などのように身体的な不安を主とするもの、
②対人恐怖症、場面恐怖症などのように、社会的な場面での緊張・不安を主とするもの、
③不潔恐怖症、不完全恐怖症などのように、安全感の侵害に対する不安を主とするもの、

の三種類があります。

症状としては、このように分かれますが、すべての神経症に共通する特徴は、その強い

不安と緊張です。そして、その不安や緊張により、たとえば、電車に乗れない（心臓神経症、胃腸神経症）、会議や会食に出られない（対人恐怖症、場面恐怖症）、何回も同じことを確認しないといられず、日常生活がうまくいかない（不潔恐怖症、不完全恐怖症）など、生活のなかでさまざまな支障が起こってきます。さらに不安や緊張、そしてそこから生じる行動の問題が慢性化し固定してくると、いつでもそれにとらわれて気分が晴れない状態になってしまいます。

一方で、神経症の患者さんには自分の状態に対して、「これではいけない」という葛藤があり、何とかして治したいという意欲ももっています。また、症状以外の面では現実検討能力が保たれているので、自分の症状を「人には知られたくない」と苦労しながらも、表面的には普通の生活を送っている場合も多いのです。

神経症の歴史

医学の領域で「神経症」という言葉を最初に使ったのは、十八世紀の英国（スコットランド）の医師ウィリアム・カレンです。スコットランド・ルネッサンスといわれ、スコットランドで科学活動が盛んになった時代のことでした。

　カレンは混沌としていた医学論を整理し、主要な病気の分類をしました。彼は、「身体の正常な状態は、神経系から出される神経エネルギーによって定まり、神経があらゆる疾病現象に関係する」という神経病理説を唱え、全疾患を熱性疾患、消耗性疾患、局所的疾患、そして神経疾患＝神経症（Neurosis）の四つに分類したのです。この「神経症」は包括的な概念だったので、医学が進むにつれ多くの疾患がそこから独立して除外されることになります。

　フランスのフィリップ・ピネルは十八世紀末、フランス革命後に、パリのビセートル精神病院やサルペトリエール精神病院で、入院患者を人道的に処遇するとともに、精神的な病は神経系の障害に基づくとして、これを脳神経症と総称しました。そして、そのうちの精神異常の群を除いたものを「神経症」と称しました。

　その後、規模の大きい精神病院が治療の中心になると、より重症の障害に目が向けられるようになり、神経症の臨床の場はむしろ精神病院以外に移っていきました。

　十九世紀になると、モレルが強迫症、ヴェストファルが広場恐怖症、ベアードが神経衰弱など、神経症の病態の記述が始まり、フランスでシャルコーやベルネームによるヒステリーや催眠の研究が活発になりました。

十九世紀の終わりから二十世紀の前半には、ジャネとフロイトがヒステリー研究の流れを受けて、それぞれ心理分析と精神分析を創始し、神経症に適用しようとしました。そして、それとほぼ同時期に、日本では森田正馬が「神経質」学説を独自に打ち立て、その治療法として「神経質の特殊療法」（森田療法）を確立したのです。

また二十世紀になると、パブロフの動物実験による神経症発見から始まる一連の研究が行動主義心理学を生み出し、一九五〇年代になって、神経症の行動療法として臨床に用いられるようになりました。一九六〇年代に入ると、ベンゾジアゼピンが抗不安薬として臨床で使用されるようになり、神経症の薬物療法も可能になります。さらに一九八〇年代には、アメリカで精神疾患の操作的診断基準としてＤＳＭ－Ⅲが登場し、精神分析の登場以来、ひとつのカテゴリーとして論じられていたヒステリーと神経症とが再び別々に分類され、神経症は「不安障害」としてまとめられました。これは、現在の国際疾病分類（ＩＣＤ－10）にも反映されています。

森田療法とは

森田療法とは、精神科医の森田正馬によって大正から昭和初期に創始され、その後継者である高良武久らによって発展した神経症の治療法です。さまざまな精神療法が現れては消えていくなかで、森田療法はその成立から現在まで、治療法として八〇年間継続してきた実績があります。

森田療法が治療の対象とする神経症は、不安神経症、対人恐怖症、強迫神経症などです。これらの神経症では、患者は自分の症状による不安を取り除こうとしてかえって症状に意識を向けてしまい、悪循環に陥っています。また、症状のために行動が制限され、生活も萎縮していきます。たとえば不安神経症の人であれば「電車に乗れない」とか「遠出ができない」など、自分の体調に関する不安にとらわれて、本来その人がしていた行動や生活ができなくなっています。

森田療法では、症状に対する不安はそのままにして、とりあえずその人の行動や生活を改善することから治療に入っていきます。不安神経症の人に対して、不安を完全になくしてから行動するのではなく、「仕事に行かなくてはならない」「もっと積極的な生活をしたい」といった、その人本来の現実的な欲求や向上心に沿って、行動を変えていくようにアドバイスしサポートしていくのです。

このように森田療法は、他の精神療法と比べてより実際的、行動的なものです。たとえて言うと、ヒステリーの治療から始まった精神分析療法や、そこから派生したさまざまな力動的精神療法が、症状の意味を患者さんの内界で問う「イメージの精神療法」だとすれば、神経症の治療から始まった森田療法は、症状に対する患者さんのとらわれを外界との関係のなかで変えていく、「現実の精神療法」なのです。

そういう意味で、森田療法における患者さんの症状は、その人の過去の親子関係やトラウマによって生じているものではありません。症状は、人間には誰にでもある不安の現れであり、それが患者さんのいまの現実とのかかわりのなかで、大きな位置を占めるようになってしまったものなのです。また、神経症の患者さんは、過去の親子関係や精神外傷の無力な被害者ではなく、いまここで、自分の生き方や生活を自己責任において選択し、実践していく存在です。

森田正馬と森田療法の成立

ここで少し、森田療法の成立から現在までの歴史的な流れを見てみましょう。

森田正馬は、一八七四年(明治七年)、高知県の香美郡富家村で生まれました。東京帝国大学医科大学を卒業して、呉秀三が率いる同大学の精神科助手となり、東京府立巣鴨病院(現在の東京都立松沢病院の前身)に勤務しました。その後、慈恵医専で精神病学の講義をし、一九二五年には、慈恵医大の教授に就任しています。森田の師である呉秀三は、ドイツでクレペリンに学び、ドイツ精神医学を日本に導入した人です。

森田は大学院で「精神療法」をテーマに選びましたが、これは当時の医師としては異例のことでした。そして入局の年の夏には、郷里の土佐へ犬神憑きの調査旅行に行き、36例の憑依《ひょうい》病者を診察しています。また、『迷信と妄想』という著書もあり、いまでいう文化精神医学の領域に先鞭をつけています。荒俣宏の小説『帝都物語』には森田正馬が実名で登場しますが、これは森田のこの分野の研究から作者が想を広げたものと思われます。

その後森田は、神経症の治療に努力を傾けます。森田自身がその主著『神経質の本態と療法』(一九二八)で、「私の神経質療法に成功するまで」という一章を設け、神経質の特殊療法（現在の森田療法）にいきつくまでの苦心を述べていますが、催眠術、暗示的療法、作業療法、ビンスワンゲルの生活正規法、デュボアの説得療法などあらゆる治療をやってみて、結果ははかばかしくありませんでした。しかし、一九一九年（大正八年）三月に自宅の二階に神経症の患者を泊めて治療したところ、一カ月ほどで健康を回復するという経験をしました。患者を家庭的に治療するようになって良い効果をあげるようになった、と述べています。

一方で、森田の最初の神経症治療のまとまった著作である『神経質及神経衰弱症の療法』（一九二一　増補版一九二七）には、43の症例が挙げられていますが、治療時期が明記されているものは一九一五年（大正四年）から一九二一年（大正十年）にわたっています。「神経質の特殊療法」に到る以前の治療では、一九〇三年（明治三十六年）に、尿意恐怖から外出困難になったケースを暗示療法、催眠療法、行動療法を用いて五カ月ほどで改善した例を挙げています（「治癒せる強迫観念狂の一例」一九〇五）。この例は外来治療ですが、後年の森田療法のようにすっきりと治ったわけではなく、経過中いろいろな治療法で試行錯誤しています。

ところが前述の『神経質及神経衰弱症の療法』における一九一五年の症例では、心臓神経症の三十歳の農夫をたった一回の外来診療で治しており、この例では二年後に軽い発作があっただけで、その後五年間経過して再発を見ていません。また、同じ本の四肢運動麻痺発作の症例、『神経質の本態と療法』に出てくる大学の恩師の夫人の心悸亢進発作の症例などでも、外来や往診でわずか一回の治療で治しています。このように森田の神経症治療を一九〇三年と一九一五年とで比較すると、その内容に本質的な飛躍と変化が起こっています。そして、この新しい治療的変化をどうすれば必然的に起こせるかを追求するなかで、入院森田療法が定式化されていったのが一九一九年であったと思われます。

入院森田療法

入院森田療法は、第1期の臥褥療法、第2期の軽い作業療法、第3期の重い作業療法、第4期の複雑な実際生活と、四段階のステップを踏んでいく一種の体験療法です。

第1期＝臥褥療法

入院した患者さんは、まず四日から一週間ほど一人で臥褥（安静にして寝ていること）

をします。この間は、面会や読書、喫煙その他の気をまぎらわすことは、すべて禁止となります。この時期に、神経症の患者さんは自分の症状や将来の不安などをめぐって、煩悶《はんもん》します。煩悶とは、森田によると「欲望または恐怖と、これに対する反対観念との間における精神的葛藤」です。

たとえば、不安神経症の患者さんなら「ひとりで寝ているあいだに、不安発作が出て死んでしまうのでないか」という気持ちと、「いや、自分の症状は精神的なものと言われているから、そんなはずはない」、「でもやはり万が一……」といった不安と、それを否定しようとする心とが同時に起きて、精神的葛藤に陥ります。そして、この煩悶が極に達したとき、急に苦悩が消え去ることがあります。森田はこの心理状態を「煩悶即解脱」と名づけましたが、これが森田療法における治癒の原体験となります。

第2期＝軽い作業療法

昼間は必ず戸外に出て、自発的にその場で気づいたこと、目に入ったことなどから仕事に手をつけるようにしていきます。入院森田療法では、そのためにある程度の広さの庭や、治療者や患者さんが生活する家屋、簡単な作業場などが用意されています。

患者さんは、そのなかでたとえば庭掃除や部屋の整理掃除、食事をつくる手伝いなど、自分の気づいたことから手をつけること、その間に身体的な不快感や強迫観念などが起こっても、まわりに訴えずに静かにこれを持ちこたえること、また、夕食後に一日の日記をつけること、などを指導されます。この時期にはまだ、労働と言えるようなきつい作業を課すことはせず、むしろ本人のなかでわいてくる活動意欲にのって動いていくよう勧めます。

第3期＝重い作業療法

患者さんの身体の状態に応じて、薪割り、畑仕事、穴掘り、花壇の整備や園芸等の実際の労働に近い作業をやっていきます。この時期になると、患者さんは自分でも思いがけずいろいろな仕事ができることを発見し、その成果に喜びを感じるようになります。また、症状があったとしても仕事は続けられることも体験していきます。

第4期＝複雑な実際生活

その人の実際の生活に戻る準備期であり、院外に必要なものを買いに行ったり、会社に出勤の日取りを確認したり、家に外泊したりと、現実の生活に戻りつつ、その変化に順応する訓練をします。

この時期には、退院して実際にやっていけるかどうかと不安を抱く患者さんも多くなりますが、その不安をそのままにして、実際の生活に入っていくうちに、症状そのものの変化や、不安に対する自分の態度の変化、家族や職場の自分の周囲の状況の変化を発見していきます。これらはみな、患者さんの思いこみやとらわれがとれることによって、良い方向への変化として出現してきます。

この入院療法を通じて、患者さんは「臥褥に耐えられるだろうか」、「臥褥がすんだら他の患者さんとうまく生活していけるのだろうか」、「こんな作業だけで本当に神経症が治るのだろうか」、「退院して実際の生活や仕事に入っていけるのだろうか」等々の不安場面を体験し、そのなかでだんだんと自分の恐怖や不安を克服していく自信を獲得します。また、人によってはあるとき急に症状から自由になり、「夢がさめたようにとらわれがなくなった」という人も出てきます。森田はこれを「掛金がはずれる」と表現しています。

また、森田はこの治療全体の要点を、「患者をして純な心、自分本来の性情、自分をあざむかない心というものを知らせるように導くことに注意する」と述べています。この純な心とは、善悪、是非の標準を定めてからそれに則《のっと》る「理想主義」ではなく、また、自分の気分を満足させる「気分本位」でもなく、自分の感情の事実をそのまま認めて、その心から出発し工夫することとしています。

森田は、一九一九年からこの入院療法を始め、一九三八年（昭和十三年）に亡くなります。その後、森田療法は、東京の高良興生院、鈴木知準診療所、京都の三省病院等、森田正馬に直接指導を受けた弟子が開いた入院森田療法施設に受け継がれます。また、森田の良き理解者であった下田光造を通して、九州大学にも定着していきます。そしてさらに、慈恵医大第三病院、浜松医科大学精神科、聖マリアンナ医科大学神経精神科など、高良興生院の治療法の影響を強く受けた入院森田療法を実施する大学病院が出現しました。

森田療法の正統――高良興生院と森田療法

高良武久は一九三八年、「神経質の問題」という演題で、病床にあった森田に代わって日本精神神経学会の宿題報告を行いました。これは一九二九年～三七年（昭和四～十二年）に入院森田療法を受けた神経症患者541名についての実証的な研究であり、その治療効果は全治58％、軽快36％で、改善率94％という圧倒的なものでした。このとき高良は、はじめてこの治療法に「森田療法」という名前をつけました。森田自身はそれまで、「神経質の特殊療法」と言っていたのです。

高良は慈恵医大の精神科教授となり、森田の後を継ぎました。また、戦前の慈恵医大には精神科の臨床施設がなかったため、一九四〇年（昭和十五年）、東京都新宿区中落合に高良興生院を建て、森田の後継者として正統の入院森田療法を行いました。それから一九九五年までの五五年間に幾多の弟子を育て、高良興生院自体が、次の世代の森田療法家の孵化器としての役割を果たしたのです。

入院森田療法施設の減少は、一九八〇年代からはっきりしてきました。そしてついに高良興生院が閉院したとき、森田療法の一つの時代が終わったことが実感されました。一方で、一九九〇年代に入ると精神科・心療内科の外来クリニックが激増し、それにともない多くの神経症患者が治療を求めてクリニックを訪れるようになりました。しかし、多くのクリニックでは、薬物療法は行われていても、本当に神経症に有効な精神療法は行われていないのが現状です。

この二十一世紀の新しい現実のなかで、森田療法は一つの進化を求められるようになりました。「入院森田療法の本質を外来で行う」ことこそが、今日の森田療法家にとって急務となっているのです。

3　入院森田療法から外来森田療法へ

森田療法のわかりにくさとは

私は二十代の前半、医学生時代に、はじめて森田療法の講義を受けました。これは、当時精神医学に興味があり、精神科医局に出入りしていた学生グループを対象としたもので、精神交互作用と思想の矛盾、生の欲望と死の恐怖などからなる神経症の症状形成論は、学生にとってもわかりやすいものでした。しかし、その治療原理になると、絶対臥褥と作業による体得・不問療法から、内容がさらに自然論や東洋的自我論などの、哲学・文化論に進んでいき、正直、これは簡単にはわからないと思いました。つまり、森田療法において症状形成論と治療理論との間に、大きな隔たりを感じたのでした。医師となり、臨床家として森田療法を行う立場になっても、この森田療法の治療原理は悩みの種でした。神経症が森田療法によって短期間で大きく改善する事実はありますが、その理由は森田療法家同士では自明であり、そうでない治療者には何とも説明しがたかったのです。

ちょうどその頃、こんな例がありました。

一九八三年に、当時の高良興生院で経験した双子の不安神経症の症例を精神分析理論を基礎とする研究会で提示したところ、症例の改善した理由がまったく理解されませんでした。この症例は、不安のため、布団から起きられず、入浴もできないという重症のものでしたが、高良興生院に入院して三カ月で全治しました。しかし、精神分析理論では、神経症がこんなに早く治るということが理解できません。治療にエディプスコンプレックスも母子関係も出てこず、治療者―患者関係も、転移神経症も扱わず、なぜ治ったのか。これは転移性の治癒で本当には治っていないはずだなどといった議論となり、途中から森田療法に対する誤解に話が移っていってしまいました。

さらに一九八九年から、外来クリニックでの神経症治療を開始すると、患者さんからも「森田療法は、神経症に陥る理屈はわかるが、本に書いてあるようには治療が実行できない」という訴えが提示されてきました。

わかりやすい森田療法——外来標準型森田療法を創る

私のなかでこの問題を真剣に考えるきっかけとなったのは、一九九五年の高良興生院閉院と翌年の高良武久先生の死により、森田正馬以来の正統の入院森田療法の場がなくなったことでした。もう一度森田療法の治療原理を再考し、それを臨床、とくに「外来の場」において実践できるものとするために、一九九九年から外来森田療法を時間的に構造化し、これを「外来標準型森田療法」として実践してきました。

そしてこの実践の結果として、私のなかで、臨床的な「森田療法の治療原理」が明確化されてきました。

それは、森田療法における治療的な変化が、

①仮説検証型の第1種変化

②悟り型の第2種変化

の二つの直接的な変化と

③森田療法的対話による間接的な変化

の三種の変化からなっているということと、しかもこれが時間的に構造化されて治療過

程に内包されているということです。

そこでまず、外来標準型森田療法誕生までの道のりをたどり、そして外来標準型森田療法ではどのように治療が進められるかを述べていくことにしましょう。

入院森田療法から外来森田療法へ

高良興生院体験

私が神経症の治療ということを本当の意味で考え始めたのは、一九八三年でした。この年の四月、浜松医科大学精神神経科から、森田療法を学ぶために高良興生院に派遣されたのです。

大学病院で神経症の治療として森田療法を行うということが、果たして可能なのか。当時の浜松医大は、この課題に向けて試行錯誤を開始したばかりでした。そして、若い精神科医を国内留学として高良興生院に派遣するようになり、その三人目として私が赴くことになったのです。

この年、高良先生は八十四歳。高良興生院内には先生の自宅があり、はじめて伺った日に、応接間で紅茶をご馳走していただきました。大正から昭和初期にかけての軽快な明るさを感じさせるその部屋で、先生からどんなお話をうかがったのか、いまでは思い出せません。ただ、実際に自分の目で見る前に想像していた「森田療法」のイメージ、「修行の場」というイメージと現実の興生院がまるで違っていたことだけは、強く印象に残っています。

当時の高良興生院は、その全盛期でした。小さな森のような庭を囲んで、診療室や食堂のある建物と、患者さんたちの寮、作業棟、高良先生の自宅が建ち並んでいました。

このころの高良興生院には、十代後半から四十代までを中心に、常時十数人から二〇人ほどの患者さんたちが入院していました。最年少の患者さんは、神経症的不登校の中学生の女の子で、年齢よりもずいぶんと頭の良い子でした。また、ときどき六十代の患者さんも入院して、元気に作業をこなしていました。

これらの患者さんたちに時間を追って面接していくと、入院時には症状の不安で頭がいっぱいであり、また、これから始まる絶対臥褥に対しても強い不安を抱いていました。絶対臥褥を終えたときには、独特の高揚感と、いよいよ一人だけの入院生活から他の人たちとの集団生活に入っていく不安がないまぜになっていました。そして、退院時になると患者さんのなかには、独特の変化が生じていました。

このころから、私は退院時の面接では、

① 症状の変化
② 行動の変化
③ 心境の変化

の三つの変化を必ず聞くようになっていました。

そうしてわかったことは、当時の「臨床精神医学」の特集に書きましたが、要するに、神経症の患者さんには、治療する前には独特の「強迫性」が見られることです。これは、森田療法の用語でいえば「とらわれ」に近いものですが、治療者が話していて、この人は神経症であるとか、とらわれていると感知できるものです。（この「とらわれ感覚」は、のちに私が家族療法に進んだときに、家族内でも発生することがわかりました。これがやがて強迫コミュニケーションの理論に進んでいく臨床的な基礎になりました。）この強迫性が、患者さんと話していて、こちらに独特の感じを与えます。何かに閉じこめられた者が、そのことで落ち着かずに周囲に一種の焦燥感のようなものを発散し、それにこちらの感覚が感応する感じです。これは、強迫神経症の患者さんと話していると顕著に感じられますが、よく話しこむと、不安神経症や対人恐怖症の患者さんにも感じられました。

退院時の面接では、この強迫性がきれいに消えて、こちらもゆっくり面接できる患者さんがたくさんいました。「憑き物が落ちた」と言えばぴったりするかもしれません。こういった患者さんは、多少の症状が残っていても安心して送り出せる感じでした。逆に、症状が軽快していても、この強迫性が残っている患者さんも一部にはいました。この場合には、こちらにも治ったという感じがなく、退院後のことが心配でした。

大学病院での森田療法

一年間の国内留学も終わり、大学病院に戻ると、森田療法の実行責任者の役割が待っていました。しかし、患者さんはいません。厳密には、私が帰ったときに一人だけ入院して「森田療法」を受けている患者さんがいたのですが、一緒に草取りの作業をしながら話をすると、一見強迫神経症にも見えますが、何と統合失調症の患者さんではありませんか。しばらくしてこの患者さんも退院し、本当に患者さんゼロという状態になりました。

患者さんがいなくては、森田療法はできません。しかし、神経症以外の患者さんに無理に森田療法をやることはできません。こうなったら、入院森田療法に適応の患者さんが現れるまで待つしかありませんでした。このころは週一回、入院患者さんたちの教授回診が行われていました。私が森田療法に手を着けていないことに、教授は気づきだしました。そして、「森田療法はいつやるんだ」と他の医師や患者さんたちの前で言われます。私は「これからやります」とか「まだ準備ができていません」とか言いながら切り抜けていましたが、最後には回診のたびに「森田療法はまだか」と怒られるようになりました。

このころ、浜松医科大学の精神科には「森田療法外来」と名づけられた外来があって、神経症の治療をしていました。この外来にはいろいろなタイプの神経症の患者さんがきていましたが、そのなかで本当に森田療法が適応となる人がくるのを待っていたのです。

回診で教授から怒られ続けていたある日、不安神経症の患者さんが森田療法外来を受診しました。不安発作が出現してから予期不安が強くなり、仕事に支障をきたしている状況の人でした。このままだと勤務先を退職しなければならなくなるかもしれません。細かく話を聞いていくと性格的にも純型の森田神経質で、絶対臥褥から始まる入院森田療法に耐えられると思われます。入院すれば不安神経症に対する治療効果が充分に期待できました。森田療法の説明をすると、本人も集中して治したいと意欲を見せました。

この患者さんが入院したときには、もちろん他に森田療法を受けている患者さんはいませんでした。そこで、ほぼ個人療法に近い形で入院時から絶対臥褥まで、主治医としてつきあう形となりました。また、絶対臥褥があけて作業に進むときにも、個人の作業スケジュールを組み、治療者もときどき作業につきあう形となりました。また、入院病棟全体のレクリエーションや絵画療法などにも参加してもらいました。

そうこうしているうちに、次の入院適応の神経症の患者さんが現れ、間をおきながら入院患者さんがふえていきました。そこでこれらの患者さんたちを一室に集め、森田療法グループとして治療を行っていくこととしました。

さらに治療スタッフも、高良興生院の治療システムをそっくり大学のメンバーで再現することをねらって構造化し、臨床心理や脳波の専門家にも参加してもらいました。この方法は成功しました。最初の患者さんこそ治療する側もなかなか労力が必要でしたが、二番目以降の患者さんに関しては、高良興生院とそっくりな治療的力動が働きだしたのです。

このようにして大学病院における入院森田療法は成功したのですが、一方で「森田療法外来」の方は、成功とは言いがたかったのです。

当時の森田療法外来では、神経症の患者さんに森田療法の解説をしたり、森田療法関連の本を読んでもらってそれをもとに話し合ったり、日記を書いてもらって生活指導をしたりしていました。しかし、入院森田療法と違って、患者さんの変化が知的理解にとどまり、また、体験的な変化も、患者さんの生活のなかでの偶然の機会にゆだねられる場合がほとんどでした。そのため治療者の感覚としても、入院森田療法と比べて隔靴掻痒《かっかそうよう》の感は否めませんでした。入院森田療法のグループが軌道に乗っていくなかで、森田療法外来は入院治療への導入窓口としての役割と、退院後のフォローアップの機能が主になっていきました。

森田療法から家族療法へ——強迫コミュニケーションの発見

病棟に森田療法グループを作ることで入院森田療法の問題を一応解決すると、私の興味は森田療法の適応にならなかったり、また、森田療法だけでは治療がうまくいかない神経症の患者さんたちへのアプローチに移っていきました。

当時、私は森田療法外来以外に児童精神科外来も受け持っていたため、神経症の子供たちの治療が一つの課題になっていました。そのなかでもとくに、強迫神経症の子供のケースは当人に巻きこまれて家族全体が混乱し、治療が困難になっている例が多かったのです。当時浜松医科大学では、家族療法の「浜松グループ」が結成されつつありました。この「浜松グループ」は専門を異にする六人のメンバーを核に構成され、それぞれの診療が終わった夕方から夜間に集まって家族療法を行っていたのです。

そのなかで、子供の強迫神経症の治療を通して、強迫コミュニケーションのアイデアが浮かんだのですが、その典型的なケースを見てみましょう。

Ｍ子さんは小学校六年生でした。とがったものや危険なものを見ると自分が人を傷つけてしまったのではないかという加害恐怖と、神様のばちが当たるのではないかという瀆神《とくしん》恐怖が現れ、毎晩自分の不安を打ち消すために母親に確認を求めるようになって、児童精神科外来を受診したのです。当初、薬物療法とＭ子さんの個人精神療法、母親面接が行われましたが、どれも効果がないため家族療法に導入されました。

合同家族面接のなかで、強迫症状の出現場面を家族に演技してもらい、それをくり返すうちに家族内の実際の状況が再現されました。そのなかで、まず本人は強迫観念を打ち消すためにお母さんに確認を求め、母親が「大丈夫」と言ってそれを打ち消してあげます。

本人はいったんおさまりますが、またしばらくすると確認したくなって次の確認を求めます。この確認行為が母親に対するコントロールとして働き、母親はしだいにいらいらして、コントロールされることに対する怒りの感情が生じてきます。この怒りの感情によって本人は不安が高まり、ますます多くの確認を求めます。このときは母親から本人に逆向きのコントロールが働いているのです。

この、確認と打ち消し、不安と怒りの相互コントロールは悪循環になってエスカレートしていきます。私はこれを「陽性の強迫コミュニケーション」と名づけました。

このコミュニケーションを止めるために、お父さんに二人の間に入って止めてもらうようにお願いしました。するとお父さんは、本人を止めたり、お母さんを引き離したりして、いったんはこの悪循環がおさまります。しかししばらくすると、引き離された二人がアイコンタクトによってまた引きつけ合い、またしてもこの悪循環に入っていってしまいます。このように単純に力で引き離しただけだと、距離を置くことでおたがいのコントロールは届かなくなりますが、それとともに本来の自然なコミュニケーションもできなくなってしまい、おたがいに欲求不満の状況に陥ります。このときには一種の引力が働いて、またコミュニケーションを再開する方向に戻っていきます。私はこれを「陰性の強迫コミュニケーション」と名づけました。この「陽性」と「陰性」の強迫コミュニケーションが合わさって、完全な強迫コミュニケーションとしてさらに上のレベルでの悪循環を形成しているのです。

このような場合、ただこの悪循環をやめるように家族を説得しても、実効はほとんどありません。それよりも、森田療法で言う「外界の事情や境遇の選択」のほうが効果を発揮します。そこで、治療チームはこの家族に対して、「夜十時以降は両親は自分たちの部屋に閉じこもって、子供と顔を合せないこと」という「処方」を出しました。そして「強迫症状に対してはどうしましょう」というお母さんの不安に対しては、「それ以外のことはいっさい変える必要ありません」と断言しました。

結果はあまりにも鮮やかでした。家族がこの「処方」を実行した結果、あんなにも頑固だった強迫症状が一週間後には消失し、本人の強迫観念も軽くなって、一人で持ちこたえられるようになったのです。処方を出した治療チームのほうもあまりの結果に驚き、チーム内にいた主治医は、これまでの苦労は何だったのかと頭をかきむしりたくなりました。

次の例は、成人の不安神経症の患者さんですが、やはり家族関係が本人の症状に強く影響していたケースです。Oさんは当時二十八歳の男性で、高校の先生をしていましたが、めまい、吐き気を中心とする発作とそれに対する不安のため出勤不能となり、入院森田療法を実施しました。入院中大きな不安発作は認められず、退院後もしばらくは順調に勤務していましたが、正月にM県の実家に帰省したときに、父親から早く家に戻ってO家の跡を継ぐように言われました。これを契機に症状が再発してしまいました。Oさんに跡継ぎの件について尋ねてみると、「自分としてはいまの県で教員として勤務し、停年で退職したら実家に帰りたい」とのことでした。またこのとき、勤務している高校からも来年度の異動の希望を問い合わせてきました。

Oさんの症状が悪化していくので、主治医はこの状況であらためて、彼の周囲で起こっていることを確認してみました。

まず、跡継ぎのことから不安症状が出現し、勤務を休むと、学校から両親に報告がいきます。すると実家では、父親が「病気が悪いのならばM県に戻って家の跡を継げ」と強く迫ります。さらに父親はOさんの住まいを訪ね、同時に勤務先の校長にも会って、M県に近い学校への転勤を依頼します。その結果Oさんは、自分の意思と父親の希望とのあいだで葛藤状況に陥り、その原因となった不安発作に対してますますとらわれていきます。

Oさんの不安症状は入院前から父親の不安をあおり、父親を本人に代わって事態をコントロールしようとする行動に走らせます。その行動がまた、Oさんの不安や、父親に自分の将来をコントロールされることに対する不満を生みます。そして、Oさんには不安症状がさらに頻発して父親のあせりを生み、父親のOさんに対するコントロールを強めてしまいます。

Oさんと父親はこのように典型的な陽性の強迫コミュニケーションに陥っていたわけですが、入院によって一時的に二人の間に距離が置かれ、Oさんの症状は改善していました。しかし、この問題をめぐる本当の話し合いが行われていなかったため、表面的には不安症状はおさまっていましたが、結果として入院治療は、たんなる陰性の強迫コミュニケーションを作っていただけだったのです。そして再び跡継ぎ問題が浮上すると、Oさんの不安症状も再燃し、さらに強い陽性の強迫コミュニケーションが出現してしまったのです。

ここで治療者たちは、この一家が陥っている強迫コミュニケーションによる悪循環を断つために、Oさんと両親を家族療法に導入しました。

治療は三回にわたって行われましたが、第一回は「現在家の中で問題になっていること」をテーマに面接をしました。すると、予想どおり家の跡継ぎ問題が表面に出てきました。

そこで二回目は、「跡継ぎ問題」をテーマに話し合うこととして、面接を終えました。この面接後にOさんは、「自分も少しは意見が言えたが、父がかなり一方的に話した。父は家を存続させたい気持ちが強い。母も家を大切にする」と感想を述べていました。

第二回の家族療法では、Oさんの家の家系図を作ることを中心に面接が進みました。そのなかで、Oさんの祖父が酒好き、役好きの人で、在郷軍人会の会長時代に大きな借金を残して早死にしたこと。父親はそれを返すために試験を受けて軍人となり、得たお金を家に送り続けていたこと、などが語られました。また、父方の祖父の代以前の家系については詳しいことがわかりませんでした。そこで次回の面接では、再度O家全体の家系図について話し合うことを申し合わせました。

第三回の家族療法では、まずOさんにわかる範囲でO家の家系図を書いてもらい、足りない部分を父親に付け加えてもらいました。この日までに父親は、村役場に行って戸籍を調べ、さらにO家の墓も調べてこの面接に臨んでいました。そしてそれをもとに、みなの目の前で七代前までのO家の家系図を完成させました。

父親はこの面接の最後に、「親子でこんな話をしたことはなかった。自分はそのころにはもう生きていないだろうが、息子が停年になったら家に帰ってきて、墓を守ってくれればもうそれでいい。それ以上付け加えることはありません」と、憑き物が落ちたように言いました。またOさんは、「最初は家系の話を聞いてもしかたがないと思っていた。しかし、いまは先祖の様子もわかってみると、長く続いた家を自分で絶やすのは問題があるかなと思っている」と述べました。

この三回の家族療法が終了した後に、再度Oさんに不安発作が出現したときには、父親は高校から連絡がいっても、「本人の問題ですから」と動かなくなりました。そしてOさんも、何とか独力で発作のあった一カ月間を乗り切りました。

このように家族が家系図をめぐって話し合うことで、Oさんの家に本来のコミュニケーションが回復し、それまでの強迫コミュニケーションによる症状の増悪は消失したのです。

この強迫コミュニケーションは神経症の家族のほかにも、アルコール依存症の家族、遷延するうつ病の家族等にも認められることが、その後の家族療法の体験を通して浮かび上がってきました。何らかの問題が発生したときに家族内でそれを解決しようとして、かえって問題を大きくしたり、持続させたりしてしまうコミュニケーションの悪循環にはまってしまうのです。つまり、強迫コミュニケーションは何か特定の疾患と結びついているのではなく、家族内で解決困難な精神的問題が長期的に続いてしまうときに、その背後に高率で潜んでいるものだったのです。

家族療法から外来標準型森田療法へ

神経症の家族療法のなかで、家族成員間の強迫コミュニケーションを打破して、正常なコミュニケーションに戻すという考え方を述べましたが、これは森田療法の治療法からヒントを得て、家族療法の実践のなかで生まれたものでした。

一方、個人の神経症の症状は、精神拮抗作用、思想の矛盾、精神交互作用によって形成されるものですが、これが症状として完成したときには、いろいろな神経症に共通して、本人の内界における強迫コミュニケーションが成立しています。

もう少し具体的に説明すると、

①患者さんが「症状」を意識した瞬間にこれをなくそう、コントロールしようという動きが患者さんの内界に生じます。

②その症状をコントロールしようという動きが、症状に対する意識の集中を生み出し、さらに患者さんの内界で症状が強調されます。

③すると、さらに症状をコントロールしようという動きが強くなり、あとはこのくり返しにより、症状が強まっていって、患者さんはあせってパニックになっていきます。

このときの「あせり」や緊迫感が、「何かに閉じこめられた者が発する焦燥感」としてこちらに感じられていたのです。したがって、この内的な強迫コミュニケーションさえ解消できれば、神経症の核の部分は治るのです。

このときに患者さんは、この（陽性の）強迫コミュニケーションを避けるために、症状を意識する状況を避けようとします。しかし、これは前に述べた陰性の強迫コミュニケーションに陥ることになり、パニックは避けられても、患者さんのなかに不全感をつのらせていきます。そこで何とか、また症状を意識する場面に入っていこうとしますが、そのときに不安を解消してからその場面に入ろうといろいろ工夫し始めます。これが森田療法でいう「はからい」となり、結局また陽性の強迫コミュニケーションに陥ってしまいます。

このように、「一人強迫コミュニケーション」のなかでにっちもさっちもいかなくなるのが神経症の本態です。

私は森田療法からの着想を家族療法に応用して、家族の治療のなかで治療的危機を通じて強迫コミュニケーションを打ち破る技法をいろいろ工夫してきました。今度はこれを応用して、外来森田療法のなかに治療的危機を生ずる方法を工夫すればよいことに、高良興生院の時代から一〇年以上かけて一回りして行き当たったのです。

外来標準型森田療法の誕生

時は移り、私は一九八九年に外来の精神科・心療内科のクリニックを開院しました。最初、夜間外来としてクリニックを始めたため、来院される患者さんたちは昼間は仕事をされていて、その帰りに受診したいという会社員の方たちがほとんどでした。必然的に、うつ病やうつ状態の患者さんが半分、神経症を中心とする不安障害の患者さんが半分のクリニックとなりました。

神経症の患者さんのなかには、不安神経症、対人恐怖症、強迫神経症と森田療法の適応となる人たちも多く、それらの患者さんは外来森田療法に導入しました。

当時は日記を用いたり、集団療法を取り入れたり、パラドックスを使ったりなどいろいろと外来で工夫して治療していましたが、普遍的な外来森田療法の技法として確立できるまでには至りませんでした。

そして、一九九五年に高良興生院が閉院し、翌年には高良武久先生がお亡くなりになるという、大きな転機が訪れました。高良興生院がなくなり、次の時代に森田療法家として残されたとき、もう一度、根本的に森田療法に向かい合う必要が訪れたのです。

なぜそれまでの外来森田療法はうまくいかなかったのでしょうか。

短期間でとらわれを解消する、高良興生院で行われていた切れ味の鋭い森田療法を外来で行うには何が足りないのでしょうか。

森田療法では、治療中の患者さんの体験の質が治療効果を決定します。入院森田療法では、絶対臥褥、作業・講話、そして退院が一定の時間的な構造をもって目の前に現れ、そのたびに治療的な危機が患者さんに出現します。そして、それがとらわれから離れる変化の契機となっていきます。外来森田療法に足りないのは、このような「治療的危機」の出現する治療の時間的な構造でした。

「治療的危機がないのなら作ってしまえ」と思いきったとき、新しい外来森田療法の発想が生まれてきました。入院治療に退院があるように、最初から、治療終結を決めておく。週に一回の通院として、二カ月で八回、三カ月で一二回、きりの良いところで一〇回にしよう。そして一〇回を、前期、中期、後期に分けて治療を時間的に構造化し、絶対臥褥、作業と講話、そして退院に相当するものを埋めこんでいく。一回ずつの面接にそれぞれ意味をもたせて濃縮した治療を行う。高良興生院の治療に型があったように、外来でも標準的な型をもった森田療法を実施する……「外来標準型森田療法」の誕生でした。

外来標準型森田療法を制定して、不安神経症、対人恐怖症、強迫神経症などさまざまな神経症の患者さんたちに実施してみると、外来治療が本来森田療法がもっていた切れ味を取り戻すことができました。

たとえば、不安神経症（パニック発作＋乗り物恐怖）の患者さんで、日記指導を中心とした従来の外来森田療法では治癒までの期間が三年八カ月かかった例がありましたが、同程度の不安神経症（パニック発作＋乗り物恐怖）の患者さんで外来標準型森田療法を用いたところ、治療期間四カ月で治癒しました。また、これまで外来治療でなかなか治らなかった対人恐怖症や強迫神経症が、短期間で大きく改善するケースも出てきました。

一つの理想としての高良興生院

いま、振り返ると、森田正馬の入院治療を受け継ぎ、本質を取り出して洗練したのが高良武久であり、治療システムとしての高良興生院であったと思われます。

高良興生院に行ったとき、最初に与えられた机は、詰め所の奥の、まわりから隔てられた場所にありました。この机は、前に窓があり、向こう側は高良先生の診察室でした。後ろにも窓がありそちら側は阿部亨先生の診察室でした。ときおり曇りガラスを通して、高良先生が患者さんとやりとりをする声が小さく洩れてきます。別の日には、反対側から阿部先生のやりとりがかすかに聞こえてきます。静かに集中していると、そのうちに先生たちのやりとりが少しずつ聞き取れるようになってきました。どんな患者さんと話しているのかはわかりませんが、その会話のリズムや治療の流れがわかるようになり、結果として名人の診察を特等席で聞けることになったのです。

高良興生院では、いわゆる精神療法の教育のようなことは、いっさいありませんでした。しかし、そこでは学びたいと思えば誰にでも、治療そのものを惜しみなく見せてくれました。そして、見せてもらった治療は森田療法の本質そのものでした。このやり方で、五五年間に幾多の森田療法家が育ったのです。誰も教えようとしないけれど、誰もが学んだ、高良先生の人柄と人間知とが作った得がたい臨床の場であったと思います。

4　外来標準型森田療法の実際

三種類の外来森田療法

まず、広い意味で「外来森田療法」と言っているもののなかに、次の三種類があることを憶えておいてください。

①外来標準型森田療法　短期・集中型

入院森田療法と同一の治療効果を外来でめざすものです。本人の治療意欲が高く、性格的にも森田療法に適している人に用います。治療回数は一〇回を目標にし、平均治療日数は九〇日です。不安神経症、強迫神経症、対人恐怖症などオーソドックスな神経症に対して、短期間で集中的に治療効果が現れます。狭義の外来森田療法というときにはこの治療を指しています。

②非定型外来森田療法　中期〜長期型

オーソドックスな神経症ではあっても、本人に短期間での治療に対して不安があったり森田療法に対する理解がまだ不充分である場合には、治療回数の設定をせずに治療を実施します。そのために、治療期間として一年〜二年の中期からそれ以上の長期を要するケースもあります。

③支持的精神療法＋森田療法的指導

オーソドックスな神経症以外の病態の、いわゆる適応障害や軽いうつ状態などに用います。また、狭義の森田療法には適さない性格の人でも、この治療で改善する人がいます。治療期間はケースバイケースですが、全体的には、長期的な治療になるケースが多くなります。

神経症の症状はこうして形成される

森田療法における神経症の症状の形成原理は、ひじょうにわかりやすいものです。

もう一度、19ページ上の図を見てください。これは森田療法における神経症の形成原理をシェーマにしたものです。

神経症のはじまりではまず、ある感覚、たとえば不安神経症なら、動悸や息苦しさ、対人恐怖症ならふるえや赤面、強迫神経症なら頭に浮かぶ恐ろしい観念に対し不安が生じた結果、その感覚に対して意識し、注意を向けるようになります。そして意識・注意の結果としてその感覚がさらに鋭敏になり、また不安を惹起するという第一の悪循環（精神交互作用）が起こります。

そして、この不安を避けようとする「はからい」、すなわち、症状が起きそうな場面を回避することや、症状が起きないようにあらかじめ工夫をするなどと、はからうことにより、かえってさらに症状の重大性が増していくという第二の悪循環（思想の矛盾）が加わっていきます。

森田療法の症状形成原理とは、この二つの悪循環によって症状が形成・維持されていくという理論です。

〔これは、最近の認知行動療法による、不安障害の症状形成理論と本質的には同じです。森田は、認知行動療法が出現する半世紀以上前に、最初のまとまった著書である『神経質及神経衰弱症の療法』（一九二一年）において、すでにこの理論を公にしています。」

外来標準型森田療法の時間的構造

では、この二つの悪循環に対して、森田療法はどうやって治療していくのでしょうか。外来標準型森田療法は、先ほど述べたように、治療が時間的に構造化されているため、他の外来森田療法よりも理解しやすいので、ここでは外来標準型森田療法を使って、具体的な治療を説明してみます。

外来標準型森田療法は、基本的には一〇回の治療からなっている、短期・集中的な治療法です。そして、入院森田療法が絶対臥褥→作業期→退院準備・退院へと進んでいくように、以下の三期に分かれて進んでいきます。

第1期（第1回〜第3回）治療前期　治療導入から治療的課題へ
第2期（第4回〜第7回）治療中期　森田療法的対話
第3期（第8回〜第10回）治療後期　不安を通じて終結へ

［治療前期］

第1回＝治療導入

・病歴を聴取し、神経症であることを確認

・性格診断―森田神経質の要素があるか、人格障害の鑑別

↑精神交互作用の図を示し反応を確認

・森田療法実施の合意↑治療回数が一〇回であることを伝える

・症状リスト（発現場面と回避行動）作成、『森田療法のすすめ』購読を指示

第2回＝第1課題設定

・症状リストと『森田療法のすすめ』購読の確認

↑実行していない場合は治療再考

・症状発現場面を詳細に吟味↑第1課題（日常的で小さな）設定

・課題に関する行動記録作成を指示

第3回＝行動記録を確認

↑記録していない場合は治療再考

・課題の実行と不安の検討

・予想した不安と実際の場面での不安の比較検討↑煩悶即解脱―核体験の形成
・課題の設定について吟味―第1課題反復、第2課題設定、あるいは自由課題

［治療中期］

第4回＝行動記録を確認

自発的な課題設定――行動について吟味し課題設定を修了。本人の自発性に委ねる。

第5回～第7回

・行動の記録は継続
・症状と行動以外へのテーマの展開（森田療法的対話）
現在の適応不安／症状以外の生活上の不安／生活史、家族関係、対人関係のパターン／完全主義、先取り不安等の性格特徴／平等観、客観性、人間性の事実／関わることと愛情
↑個人的自己洞察

［治療後期］

第8回＝終結の提案――「一〇回で終了」を再提示し本人の反応を確認
治療者―患者のなれ合いの打破

第9回＝終了前不安の出現と本人の対応を吟味
　一時的な症状の悪化・不安の再出現↑本人に任せる
　治療延長は不可、間隔を開けての再面接は可
第10回＝治療前と現在の変化を確認
　症状の変化、行動の変化、心境の変化
　再面接の希望があれば設定して治療終結

　こうした流れに即して、各回面接の実際を説明することにしましょう。

治療前期

第1回＝治療導入

　まず、治療者は患者さんからこれまでの病歴や症状を聞いて、病気が精神医学的に神経症であることを確かめます。とくに対人恐怖症、強迫神経症のケースについては、自我境界の障害を想定させる侵入的な症状・不安がないかを確認します。また不安神経症と本人が思っているケースのなかにも、まれにではありますが、妄想気分が世界の変容感をとも

なう「不安」として感知されている場合があります。これらのケースでは、森田療法で起こる「治療的危機」により精神病症状が出現する可能性があり、森田療法には不適応です。

次に、森田療法に適する性格であるかどうかの診断を行います。その際、まず性格に森田神経質の要素が認められることを確認します。高良の挙げる神経質性格は、

⑴内向的
⑵生の欲望が強い
⑶理知的
⑷意識的
⑸感受性が鋭い

といった要素からなり、しかもこれらの要素の調和、とくに向上・発展の欲求と本人の過敏性との調和がとれていないところが特徴です。これを念頭において、本人の性格に森田神経質の要素が含まれることを確かめます。

次に、人格障害の鑑別を行います。そして人格障害に該当するケースは森田療法が無効か、場合によると森田療法によって悪化するために、やはり適応から除外します。

診断面接の最後に、先ほどの精神交互作用の図を示します。経験をつんだ治療者なら、

この図を示したときの患者さんの表情や言動から、森田療法の適応かどうかがわかります。この確認ができたところで、治療者は外来標準型森田療法が短期・集中治療（治療回数一〇回、期間にして二、三カ月から六カ月程度）であることを伝えます。患者さんがこの治療を希望したときには、次回までに次のことをやってきてもらいます。

①症状リスト作成――現在悩んでいる症状が起こる場面と、その場面における不安に対して行っている回避行動の一覧表を作成する。

②森田療法に関する本を一冊（私は高良武久著『森田療法のすすめ』を推薦しています）購入し、通読すること。

第2回＝第1課題設定

まず、前回指示した症状リストを作成し森田療法の本を購読したことを確認した後に、治療的な第1課題の設定を行います。

症状リストに基づき、治療者と二人で症状場面について細かく吟味します。そして不安に感じる場面を一つ選び、「回避行動（はからい）をやめてそのまま場面に入っていくこと」を次回までの課題にします。この第一課題の設定にあたっては、なるべく日常的にある場面で、小さな課題でもよく、また、完璧にできなくともよいから試みに実行するように伝えます。そして、次回までの指示として、課題を実行したときの、自分の不安やそのときとった行動について記録してくること、すなわち「行動の記録を作成すること」をしてもらいます。

第3回＝行動記録を確認

患者さんが持ってきた行動の記録を確認し、課題実行時の不安の検討を行います。患者さんが課題を実行していなかったり、行動記録をつけていない場合には、前回から今回までの状況を確認し、そのまま治療を継続するかどうかを再考します。その際に、たまたま課題を実行する場面がなかったら、同一の課題を継続します。課題設定が適当でなかったようであれば、再考して適当な課題を設定しなおします。

患者さんが課題を実行し、その行動記録が作成されている場合には、その記録に基づき、二人で課題実行場面での不安を検討します。このとき、患者さんが事前に予期した不安と実際の場面で体験した不安を比較すると、はからいをやめて不安場面に入るときに予期不安は極大化しますが、場面に入ってしまった後ははからっていたときと異なり、不安はむしろ軽減しています。この体験は、その後の治療においてとらわれからの解放への契機となり、79ページで説明した入院森田療法における絶対臥褥期の「煩悶即解脱」と類似した治療の核体験になっていきます。

この回の最後に、次回の課題設定を吟味します。ここでは、第1課題のくり返し、第1課題をさらに進めた第2課題の設定、もしくは治療者から設定するのでなく、患者の選択に任せて自由課題とするといった方法があります。

治療中期

第4回＝行動記録を確認

前回の行動記録を確認。その後、患者による自発的な課題設定・行動について吟味し、課題設定をやめて、患者さんの自発的行動にまかせるように完全に移行します。その際に、患者さんからどうすればよいか問われたら、個別の指導よりも、全体として「迷ったら積極的に行動すること」を勧めます。

第5回〜第7回＝森田療法的対話

行動の記録は継続しつつ、面接の内容を症状と行動以外のテーマへと展開していきます。その内容としては、現在の適応不安・症状以外の生活上の不安、生活史・家族関係からくる対人関係のパターン、完全主義・先取り不安等の本人の性格特徴、平等観・客観性・人間性の事実、関わることと愛情についてなど多岐にわたりますが、そのときの患者さんにとって主要なテーマを中心に自由に話題が展開し、治療者の立場も、指導的なものから患者さんの現状に対する理解、そしてそれに対処する知恵を示す存在へと変化します。

治療後期

第8回

あらためて治療者から「全一〇回で治療終結すること」が確認され、それをめぐって患者さんと治療者とで話し合いが行われます。このことによって、治療者―患者の「なれあい」の打破が起こり、治療は終結に向けて動きだします。

第9回

前回の終結に向けての話し合いの後から次の面接までの間に、患者さんに終結前不安が出現した場合、その不安の中身と本人の対応について治療者と患者さんとで吟味します。この際の一時的な症状の悪化、不安の再出現に対しては、治療者は原則としてその対応を本人に任せます。このとき、原則として治療回数の延長はしません。

第10回

この回が外来標準型森田療法の最終回となります。まず、治療者と患者さんとで、治療前と現在との変化について確認を行います。確認する内容は、治療前と治療後での

① 症状の変化
② 行動の変化
③ 心境の変化

の三点です。これは、私が高良興生院にいたときに、退院する患者さんとの面接で話していたことをそのまま使っています。その時点で患者さんの症状が十分に軽減し、以前より行動できるようになり、心境も良い方向に変化していれば、外来標準型森田療法は終了とします。また、外来標準型森田療法を終了した後でフォローアップの希望があれば、一カ月から三カ月後に再面接を設定し、治療終結とします。

森田療法的対話

以上、外来標準型森田療法の流れを紹介しましたが、そのなかで治療中期の第5回から

第7回に森田療法的対話を行うと書きました。そこで具体的にどのようなテーマを話すことになるのか、ここである程度要約しておくことにしましょう。

現在の適応不安・症状以外の生活上の不安

適応不安というのは、高良武久が森田療法に導入した概念です。『森田療法のすすめ』ではこれを、「自己の心身の状態が自己の生存を全うするうえで、不利な状態にあると思う不安気分。言葉を変えて言うと、自己の現在の状態をもって環境に順応しえないという不安」と説明しています。治療中期に、症状が落ち着いてきた神経症の患者さんと話していると、たとえば不安神経症の人が一度結婚に失敗して離婚し、いま再婚を考えているが、はたして結婚生活をうまくやっていけるのだろうかと自信がもてないとか、対人恐怖症の人が、今の仕事以外にやりたいことがあって手をつけているが、すでに職場で一定の評価も受けていて、それをすべて捨てて一から新しい仕事をやっていってよいのだろうかとか、強迫神経症の人が、結婚した夫の実家が地方の大家族で、自分はサラリーマンの核家族の家庭で育っているから、正月やお盆に夫の実家に帰ったときどうふるまってよいのかわからないなどと、さまざまな適応不安が話題になってきます。症状だけにこだわり、とらわれていた患者さんの意識が、症状から少し離れて、その余裕のなかにふと現実的な不安が語られてくるときです。

適応不安そのものは、生活のなかで強くなったり弱くなったりはありますが、普通の人であれば一生つきまとうものです。高良先生はその理由を、次のように述べています。

「私たちがそのなかにある自然は、私たち人類のために存在するものではない。はじめ自然があって、そのなかに人類が誕生したものであるから、自然がとくに人間のためのみに都合よくできていないのは当然である。だから人類を損なう病原菌も繁殖するし、人間のまいた種子も発育の途上で害虫や雑草にやられたりするし、暴風、洪水、旱魃、地震などの脅威も絶えない。それらの災害をまぬかれたとしても、人間は死すべきものという自然の定めを除くことはできない。

社会は、人間が作ったもので、人間の生活に都合のいいように工夫されているとしても、個人のためにのみ作られているものではない。だから生存競争は激しく、努力しない人は落伍する。人間が社会のなかに作り出したさまざまの危険も無視できない。種々の公害、頻発する交通事故、火災、それに経済事情の変化、反社会的人間の行なう害悪、複雑な人間関係など、私たちを不安にする材料は無限に私たちのまわりを取り巻いている。

こういう環境のなかに生存する人間が、生きるかぎり不安をもたないわけにいかないことは言うまでもない。この環境に順応していくために私たちの心身の状態ははたして耐えられるであろうかという不安がつきまとう。」

この生きている限りはつきまとう不安を素直に認めて、日々の生活のなかで不安の解消に向けて努力していくことが、やがて神経質でも生きられる自信につながっていきます。適応不安は神経症の症状の不安よりは実体をもった不安なので、この不安を解消するための努力は、その人の人生のなかでけっして無駄になることはありません。

完全主義

完全主義とは、観念的な理想の状態に現実を合わせようとすることです。神経症の人の場合には、完全な安心を求めてそれに生活全体がとらわれてしまうことがよくあります。

また、症状に限らなくても、生活のなかで完全主義が自分を縛っていることが、森田療法的な対話のなかではしばしば出てきます。ある人は、「たとえば仕事でも、80％できていれば良いと頭ではわかっていても、しなくても良い20％をして、100％にしないと気がすまないんです」と述べ、100％でないと落ち着かない自分について打ち明けました。また、場合によってはそれを他人にも求めてしまい、あとで後悔することもあるとのことでした。

観念的な理想に現実を合わせようとすることは、自分に緊張を強いるとともに、はた迷惑なことも実際にはよく見られます。仕事のしかたでも、あまりに細部にこだわると全体の進行が遅れたり、効率が悪くなったりします。チームで仕事をしているときなどは、チーム全体のプロジェクトの進捗に影響が出てしまうこともままあります。

ある患者さんは、自分のこのようなやり方を変えようと、「八割できていれば次に進む」ことに決めてやってみました。すると、はじめのうちは気になっても、少しずつ100％のこだわりから抜け出していくことができるようになり、かえって効率よく仕事が進むようになって、「やはり完全主義が自分を縛っていたんですね」と述懐していました。

過去へのこだわりと先取り不安

神経症に陥っているときには、ややもすると目の前のことよりも、もう過ぎてしまった過去の失敗や、まだやってこない未来への不安に意識が行きがちになります。

対人恐怖症の患者さんが、はじめて人前で手がふるえてしまったときのパニックにこだわったり、不安神経症の患者さんが、電車の中で不安発作が起きたときのショックにこだわることはよくあります。また、そうした不安の延長で、「自分が大きな会議でプレゼンテーションをする立場になったらどうしよう」とか、「海外出張がまわってきたらとてもできそうもない」とか思いめぐらして、しまいには「自分にはとてもこれから先の仕事は続けられない」と退職を考えることもあります。実際に、外来に来た何人かの患者さんは辞表を書いたり、それを提出しようとしたりしていました。

治療前期が過ぎて、少し症状が改善すると、このような自分の考え方の傾向が話題に上がってきます。「あのとき先生に言われて辞職を思いとどまってよかった」という話から、「どうも観念的になると、〈今のこと〉から、〈昔の悔やみ〉や〈将来の不安〉に考えがいってしまいやすいんです」、「よく考えてみると、昔のことはもう終わってしまっているので変えられないし、先のことはまだその時がくるまで手が出せないわけだし、自分の力で変えられるのは、今ここでの目の前のことしかないんですね」と気づく患者さんもふえてきます。

生活史、家族関係からくる対人関係のパターン

森田療法的対話の時期によく出てくる話題のひとつが、過去の生活史や家族関係の話です。父親の性格、母親の性格、両親の関係、兄弟の関係、家全体の状況などさまざまな話が、その人なりのこだわりをもって出てきます。

父親の強い個性や完全主義、本人と母親の距離の取れなさ、兄弟との競争関係、祖父母まで含めた三世代の葛藤などが本人の神経症の形成に影響を与えていることがわかります。

ある対人恐怖症の女性は、母子手帳に記入するときに手がふるえてしまい、それ以後人前で字を書くときに意識して、緊張するようになってしまいました。子供たちが成長するにつれ、幼稚園や小学校で役員をする機会がふえてくると、それにともなって緊張も高くなり、役員になるのを避けるようになりました。数年前に催眠療法を受けたけれど効果はなく、最近は人前で板書や署名するときに、見られている気がして落ち着かず動悸がしてくるようになりました。ついに断りきれず学級の役員を引き受けましたが、会合の前には緊張して何度もトイレに行くようになってしまいました。

それからは、委員会や保護者会があると思うと不安が強くなり、私のクリニックに受診しました。初診時の問診表には整った字で記載があり、ふるえは認められません。しかし、

本人には「人前で字がふるえてしまうのではないか」との予期不安が著しく、その場で恥をかくことに対する恐怖感も強く認められました。予期不安は会合の数日前から出現し、当日になると緊張から動悸、発汗、尿意、身体全体のふるえ感も出現していました。「自分でも小さいことにこだわっているとは思うが、どうしても不安になってしまう」とのことであり、また「こんな自分に劣等感を感じている」、「夫は明るくこだわらない人、夫に比べ自分だけがだめな性格」と述べていました。

そこで、それは対人恐怖症であることを説明し、苦手な場面を回避すると、そのときは不安がおさまっても結果として苦手意識が強くなること、思い切って場面に参加していくことを勧めました。本人も納得し、「できるだけやってみる」とのことでした。そして、緊張しながらも委員会や保護者会に参加し、思い切って書道教室に参加するなど、本人の行動に改善が見られました。

その後、面接の内容は緊張する場面のことと並行して、自己中心的な相手が苦手であること、母親が自己中心的で一方的に愚痴を言ってくること、長兄にアルコール依存症と思われる飲酒問題があり、実家の家族関係に問題があることなどへと進んでいきました。この話の後には、家族関係に対する洞察と本人なりの割り切りが見られるようになり、子供の学級の代表委員を務め、非常勤で仕事も始めました。また、実父の脳梗塞、夫の父親の腎不全と透析、夫の交通事故などいくつかの危機を乗り越え、現在ではほとんど生活に支障はなくなっています。

平等観・客観性

神経症に陥っているときには、他の人と比べると自分だけが劣っていると強く感じるものです。以前、クリニックの外来に、社会恐怖（対人恐怖）の患者さんが同時期に何人も受診していました。そこで希望者をつのり、同じ対人恐怖症の症状をもつ人たちのグループミーティングを実施してみました。ミーティングには数人の患者さんが集まったので、まず、全員が自己紹介をしました。それぞれ順番に自分の症状について語り、それが一巡したあとに、一人ずつ感想を聞きました。

最初の人が、「自分は、緊張してうまく話せなかったが、みんなは普通に話せていた、他の人たちは対人恐怖症とは思えないぐらいだった」と述べましたが、二番目の人は「今の人も自分には普通に話せているように思えた、自分だけがだめだった」と述べ、三番目の人も「実は自分もまったく同じで、他の人は堂々としているように見えた」と言いだしたので、みんなで大笑いになりました。

こちらから見ていると、初対面の人たちですから皆それなりの緊張はあるものの、客観的には同じ程度に緊張した状態で話しているのです。対人恐怖症に限らず、神経症には自分の症状だけ絶対視する心理が働きます。これは治療の前にはなかなか自分ではわからないものですが、治療が進んでいくとまわりの人たちがよく見えるようになるので、「つらいのは自分だけではないのだ」というのが実感としてわかってきます。このミーティングに参加した人たちは、後で「話してみてよかった。同じ症状の人がいることが実感できた」と、一様に劣等感の改善が見られました。

また、やはり対人恐怖症の女性でしたが、定年後悠々自適の生活を送れるはずが、習い事で始めた日本舞踊で手がふるえてしまい、ふるえ恐怖の状態で苦労されていた人がいました。舞台に出るのが恐ろしく、何年もそういう場面を避けていましたが、治療を始めてから思いきって舞台に出てみました。ふるえながらもなんとか舞台に出ることを続けていると、ある日、日本舞踊の専門家と一緒に舞台に立つ機会がやってきました。本番前の舞台の袖で緊張して待っているとき、ふと見ると、プロの舞踊家の手がふるえていることに気づきました。「ああ、プロの舞踊家でさえ緊張のあまり手がふるえるのだ。自分なんかふるえて当たり前だ」と思ったときにすっと今までのこだわりが解けて、ふるえながらも楽に舞台に立って踊っている自分に気づきました。

このように、不安を持ちながらも何とか自分を変えようと努力する方向に姿勢が変わってくると、今までの「自分だけがつらい」という自己中心的な視点から、他の人も同じようにつらいのだという平等観を得る機会がおのずとふえてくるのです。

人間性の事実

雨の日が続くと気分がさえず、雨がやんで晴れた日の朝は気分が良い、そんな当たり前のことが、神経症のときはわからなかったと言う人がいます。

神経症の人は思考が先に立ちすぎて、実際の体験からものごとを理解することが苦手になっています。この傾向が行き過ぎると、単純な人間性の事実がわからなくなることがあります。神経症の不安に対しても、「不安になるのは自分の精神が安定していないせいだ」と思って座禅を組んだり、修養や修行に走ったりする人が一方にあり、他方では「精神的なストレスをかけてはいけない」と極端に自分の行動を制限する人がいます。

不快なことや不安なことがあったときには、それが頭から去るまでは嫌な気分が続きます。

人間にとって当たり前のことですが、気分は長続きせず、時が過ぎるにつれて変化していきます。長い間部屋に閉じ込められていたり、建物から出られない状況が続くと、外に出て久しぶりに見た外界は、空の光も風の流れも新鮮に感じます。しかし、何日か過ぎればその感覚も普通になり、当たり前になってしまいます。これは人間性の事実としてやむをえないことですが、神経質の人は理想的な状態が常にあるものと欲を出し、理想的なコンディションやプラス思考にこだわって、逆に悪いコンディションやマイナスの考えを変えようとします。しかし、思考によって気分を変えることは難しいため、いつも不充分な気持ちをもってしまいます。

対人恐怖症のある大学生は、卒業論文を書くのに自分の論旨に関連するさまざまな論文を集めていましたが、データを集めれば集めるほど不充分に思われて、いつまでも論文を集め続けるという泥沼にはまってしまいました。その時点で、肝心の卒論は一ページも書けていません。あせればあせるほど不安が強くなり、パニックになって、「もう卒業は無理だ」と投げ出しかけました。そこで、「論文集めを一時やめて、まず卒論そのものを書き始めてみるように」と勧めました。はじめは「書けるはずがない」と思って取りかかりましたが、一枚、一枚ととにかく書いているうちに、何を書けば良いのかというテーマがはっきりと見えてきました。すると、それまで闇雲に集めていた論文やデータはあまり役に立たないものがほとんどであることがわかり、逆に必要な論文が何かということが明確になって、思ったより短時間で構想がまとまり、無事に卒論を提出できました。

この例のように、人が事前に頭で考えて思っているときと、実際にやってみたときでは、ものごとはまったく違って見えるものです。このような人間性の事実は体験しないとわかりません。神経症の病理は、体験する前に考えすぎて一種の「知的操作の病理」にはまりこんでいくものです。そしてその病理に対しては、行動してみて人間性の事実に気づくことが特効薬になります。

関わることと愛情

神経症的な思考では、生活のなかで自分にとってのマイナスをすべて避けようとします。その結果として、日常生活におけるいろいろな関わりがなくなることで、本来あるはずのプラスもなくなってしまいます。関わることには、仕事に関する対人関係や社会に参加することなどとともに、動物や植物、子供の世話といったことも含まれます。

高良先生の講話のなかに、高良興生院に入院した神経症の少女の話がありました。入院した当初の日記には、「自分は鶏小屋の当番が一番苦手だ。自分が行くと鶏が集まってついてくる」とあり、これが退院時の日記には、「退院が近くなり、鶏たちとも名残おしい。このごろは自分が小屋に入ると鶏たちが親しげに寄ってくる」と書かれていたそうです。鶏の態度は同じでも、毎日関わることでそこに愛情が生まれます。愛情によって同じ鶏の行動の意味がまったく異なってくるのです。

ある不安神経症の女性は、結婚前に会社に勤めていたときに、パニック発作から不安神経症になり、電車に乗れなくなりました。彼女は、その後会社を辞めて現在の夫と結婚しました。パニック発作はその後は見られず平穏に暮らしていましたが、予期不安から四〇年間電車に乗ることができませんでした。しかし、定年退職した夫が脳梗塞を起こし、電車に乗ってリハビリに通院する必要が生じたときに、意を決し森田療法を希望して当院を訪れました。「今まで四〇年も夫に助けてもらったのですから、今回は夫のために本当に治りたいのです」と言って外来標準型森田療法を受けた彼女は、再び電車に乗れるようになり、夫を助けて二人で病院に通っています。たとえ四〇年間不安神経症が続いたとしても、本人が夫の治療に本気で関わろうと決めたそのときに、神経症も治ると決まったのだと私は思います。

森田療法＋カウンセリング

外来森田療法の治療のバリエーションとして、森田療法と他の治療、とくに精神分析系の力動的精神療法とを組み合わせる方法があります。これは、森田療法が自己と外の対象との外的関係を中心に、行動や実際の関わりを用いて治療を進めていく特性があるのに対し、力動的精神療法が自己の内的な世界を取り扱い、対話を中心に治療を進めていくという別の特性があるためです。森田療法を求めてくる患者さんでも、実際にはこの二つの治療を必要とするケースもあります。

ある強迫神経症の患者さんは、家の外で遊んでいる子供たちを見ると「もし自分がこの子たちを傷つけてしまったら」との強迫観念が浮かび、住んでいるマンションの外で子供たちが遊んでいる時間は外に出られなくなったり、買い物で出かけなければならないときは、子供たちの多いマンションの前の公園を通る道を避けて、大きく迂回して行かなければならなくなりました。まず外来標準型森田療法で治療した結果、不安をそのままにして、思い切って外に出ることができるようになりました。しかし、日常生活は普通にできても強迫観念は執拗に残っていたために、並行してカウンセラーが精神分析的精神療法を行いました。その結果、本人の幼少期の体験が加害恐怖の強迫観念と結びついていることがわかり、強迫観念から強い不安が消えていきました。

治療終了後の面接について――症状がなくなって残るもの

外来標準型森田療法では、原則として一〇回で治療を終了しますが、時として、「症状は良くなったが、まだ面接を続けたい」と希望される人がいます。

このような場合、希望があれば、一～三カ月と少し間隔をあけて、面接を再設定しています。

このときに、なぜ継続を希望するのか確かめると、理由は二つあります。ひとつは、症状は良くなったが、もっと自分の性格・神経質を直したいという理由で、もうひとつは、森田療法よりももう少し広く、生活のなかの面接を続けたいという理由です。

性格・神経質を直したい

以前、ふるえ恐怖からくる対人恐怖症で外来森田療法を行った人がいました。その人は医学部の学生さんで、もともとは臨床実習のときはじめて患者さんの採血をする場面で、注射器の針先がふるえてしまい、それを患者さんや実習の指導医、そして実習仲間の医学生たちに見られたと意識してしまったことから、注射や採血の場面で手がふるえてしまい、それをまたみんなに見られると思うと頭の中がパニックになってしまう、そういう主訴で来院した方です。

このふるえ恐怖・対人恐怖の症状は、外来標準型森田療法を実施し数カ月で改善しました。ただ、治療中期の森田療法的対話で、「自分の性格には妥協をゆるさないところがある」と気づき、外来標準型の森田療法を終了した後も、「月に一回は面接を続けたい」と申し出てきました。

彼は努力型の生活を送ってきた人で、小学四年生から中学受験の塾に通いました。その塾は、大量の教材を自分でこなさなければならないのですが、言われたとおりにすべての教材やプリントをやっていったそうです。成績順にクラス分けされていたのをとんとん拍子で上がっていき、最後には、最優秀のクラスになって受験も成功しました。

ところが、受験が終わって塾の仲間と話していると、みんな結構「いいかげんなやり方」をしていたことがわかりました。そのとき少し疑問を感じたのですが、自分はまじめにやるのが合っていると思ってそのままにしました。

中学・高校時代もこのやり方で過ごし、医学部に合格しても授業に必ず出席し、また、運動部の主将も務めて、医学生の大会でチームを準優勝させるところまでいきました。しかし、主将として課した厳しい練習のなかで、新入生の半分がやめてしまう年もあったそうです。このころから、自分はまじめで妥協をゆるさない性格で、自己中心的であることにうすうす気づいてきました。しかし、結果として成果が出たこともあって、つきつめることなくそのままにしてしまいました。

そして、今回のふるえ恐怖・対人恐怖症で、「自分は人より劣っているのではないか」と不安を直接に体験することによって、性格を変えなければと思い始めたのです。

高良先生は『森田療法のすすめ』のなかに、健康な心とはどのようなものかを記しています。そして、その基準のひとつとして、「他人に対して愛情をもつことができ、人の幸福を喜び、不幸を悲しむことができる」という点を挙げています。実際にそのようにできるためには、他人をよく見ること、他人の存在をきちんと意識することが必要になります。

その結果として、現実社会はさまざまな異なる性格、異なる要素から成り立っていることがわかり、それを事実として受け入れることができるようになるのです。

生活のなかの面接を続けたい

ある患者さんは、不安神経症・疾病恐怖で外来森田療法を受けて神経症の問題は解決しましたが、その後も、実際の生活のなかで仕事上の悩みを中心とする相談を一～二カ月おきに行っています。

そこでは、仕事上のライバルや部下との人間関係の問題、管理職としての自分のあり方の問題、また、仕事を離れた家族関係の問題など、さまざまなことが語られました。主治医の面接だけで不充分なときには、カウンセラーとの面接も併行して行い、来院したころにはやめようかと悩んでいた会社で仕事を続けて、今ではその会社で重要な役職についています。

この場合には、医師の役割は症状の治療者ではなく、森田療法やその他の精神療法から得た生きるうえでの知恵を話したり、精神医学上の知識を伝えたり、またたんなる聞き役として話し相手を務めたりすることでした。

5　神経症外来の現場から

Aさんの不安神経症――乗物がダメで出張できない

Aさんは三十代の男性で、金融関係の企業に勤めています。

三年前に、海外旅行の帰りに飛行機が乱気流の中でひどく揺れたことがあり、その瞬間に強い恐怖と動悸を感じて、「このまま心臓が止まってしまうのでは……」と不安を感じました。飛行機は何ごともなく空港に到着しましたが、その後、心臓や動悸に対してすごく意識するようになり、緊張する場面や運動することが苦手になってしまいました。

ある朝、電車に遅れそうになって駅の階段を駆け上がると、電車に乗ってから動悸と息がつまる感じがして、不安で途中の駅で降りてしまいました。そのまま近くの病院に行って心電図をとってもらいましたが、心臓に異常は認められませんでした。しかし、Aさんのなかで不安は消えず、急行や準急電車に乗れなくなり、「同じ状態になったらどうしよう」との不安から、駅の階段も意識してゆっくりとのぼるようになりました。しだいに生活のなかで不安なことは避けるようになり、入浴中も心臓に湯が当たると息苦しい感じがして、シャワーも浴びられなくなってしまいました。

もともとスポーツマンで積極的、仕事もできると思われていたAさんは、こんなことは会社の同僚や友人には言えず、また、郊外の親元からは独立して都心で生活しているので、親にも心配をかけられないと、誰にも症状のことは言えませんでした。上司からは「半年ほど海外に留学しろ」という勧めもあったのですが、飛行機に乗ることに恐怖を感じたため、何とか別の理由を作って断ってしまいました。

「このままでは仕事を続けていけなくなる」、「今度留学を断ったら退職しなければならない」と思いつめたAさんは、インターネットで神経症のことを見て受診して来ました。

治療前期

これまでの病歴を聞いた後に、Aさんに次ページの図を示して、「心臓や動悸について不安になると、その感覚に意識がいって注意が集中し、そうするとまた不安が増して、さら

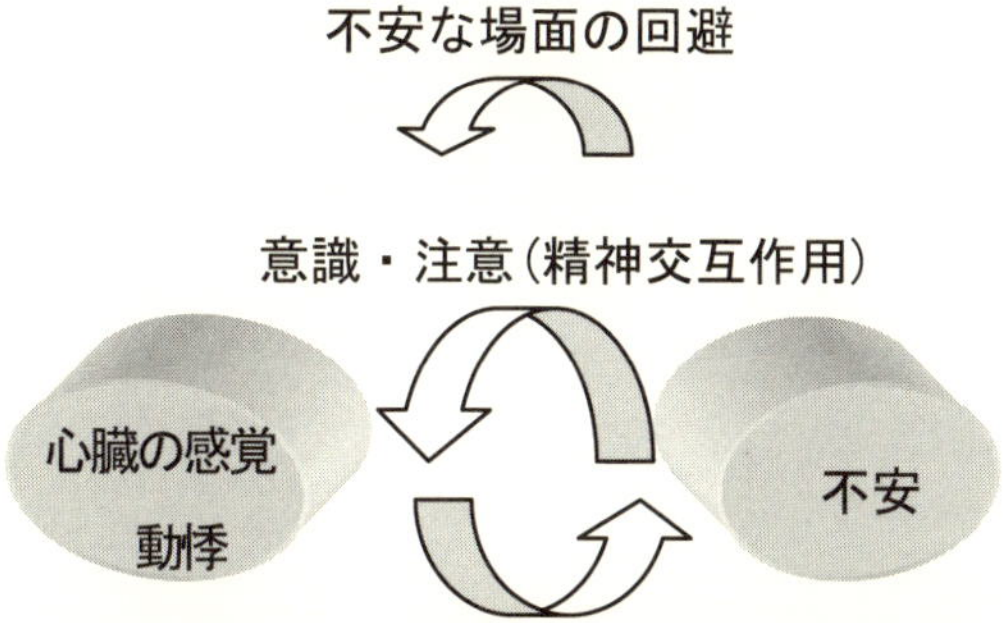
不安な場面の回避
意識・注意（精神交互作用）
心臓の感覚
動悸
不安

不安な場面	そのときの行動・対処のしかた
飛行機に乗れない。	国内出張は飛行機を使わない。海外出張は適当な理由をつけて避けている。海外留学の勧めも逃げている。
高速道路の渋滞	高速道路はなるべく使わない。どうしても使わざるをえないときは、混まない時間を調べて渋滞を避ける。万一途中で渋滞がわかったときは、次のインターチェンジですぐに降りる。
快速・準急が苦手	快速・準急は見送り各駅停車を待って乗車。
運動ができない。	スポーツは止めている。電車に遅れそうでも駅の階段は駆け上がらない。
シャワーが苦手	なるべくシャワーは使わない。使うときは心臓の近くに当たらないように注意している。
人と一緒に電車に乗れない。	人前で不安になると困るので、出張も理由をつけて別の電車や車で行く。

に意識してしまっていませんか」と聞くと、「そのとおりです」と答えました。さらに、「不安な場面を避けようとはからうほど、ひとつ避けても次の不安が出て不安な場面がかえってふえていき、できないことが多くなって劣等感が強くなっていきますね」と念をおすと、「まったくおっしゃるとおりで、どんどん不安な場面がふえてしまいました」と述べ、「もう仕事も続けていく自信がなく、このことが知れたらみんなに情けないやつと思われ、会社にも迷惑をかけるし……退職することも頭をよぎっています」と告白しました。

外来森田療法のことを説明すると、「大変でも短期間で集中的に治したい」との希望でした。そこで、『森田療法のすすめ』の購読と症状リストの作成を指示して、次回からそれに基づいて治療を進めることにしました。

次の面接にAさんが持ってきた症状リストは、右ページのようなものでした。前の週面接に来て話し、また『森田療法のすすめ』を読んで、神経症の原因やその治し方について理解ができ、少しずつであっても今の状況を打開しようとの気持ちが出てきたそうです。しかし、実際に行動するのはなかなか難しいとのことでした。そこで、症状リストをもとに次回までにやってみることを話し合いました。「毎日通勤には電車を使っているが、駅のホームで待っていても、快速や準急がくると見送っている」とのことだったので、思いきって「見送らず、そのときにきた電車に乗ってみること」を課題として決め、次回の面接でそれを実行したときの行動記録をつけてくることにしました。

翌週になると、Aさんは一週間の行動記録を持って来院しました。

○月×日（月曜日）

起床した後に、今日の電車に乗る課題のことを考えると、心臓がどきどきして息がつまった感じになった。朝食を食べて仕事に向かう。駅について電車を待っているときが不安が最高潮であり、体全体が貧血になった感じで、動悸を強く感じた。準急がきてしまったので仕方なく、深呼吸して乗り込む。ドアが閉まる直前に逃げ出したくなるが、何とかこらえた。ドアが閉まってしまい、「もう逃げられない」と思ったら覚悟が決まり、逆に急に落ち着いてきた。一五分くらいの時間だったが、途中一回くらい動悸を感じたほかは、それ以上のことは起こらなかった。電車が△△駅に着くと、ほっとして急に楽になり、「乗れたんだ」という感慨もあった。この日は会社の帰りも準急に乗ったが、電車がすいていたこともあり、今度は楽な気持ちで乗れた。本を読んでいたらあっという間に降りる駅に着いていた。

準急に乗ってドアが閉まるまでの間は、不安がどんどん増大していき、とても困難な壁に感じていたのに、実際に電車に乗ってしまって覚悟を決めると、急にその不安が引いていったことがよくわかります。Aさんとこのときの体験を詳細に話し合い、「これが予期不安の性質であること」を伝えると、「まったくそのとおりですね」と納得していました。

そこで今のやり方を続けるとともに、今度は思い切って「入浴時にシャワーを使ってみること」を次の課題としてみました。

その夜、帰宅したAさんは覚悟を決めてシャワーを浴びてみました。今まで「左胸にシャワーを当てると心臓を刺激して倒れるのではないか」、「もし一人暮らしで倒れたら誰も助けてくれない」との恐怖から、シャワーを避けていたのです。まず右胸に当て、それから恐る恐る左胸に当ててみました。するとシャワーの圧迫感で胸がドキドキして、このまま倒れるのではないかという恐怖感が襲ってきました。あわてて位置を変えて、落ち着くとまた左胸に戻すということを何度か繰り返しました。そのうちに自分のやっていることがあまりにもこっけいに思えてきたので、思い切ってシャワーを壁に掛けて、そのまま洗髪をしてみました。すると不思議なことに、不安ながらも洗髪を終えることができ、その後はとても爽快な気分になりました。その日からAさんは、毎日シャワーを使って洗髪ができるようになったのです。

このようにして、Aさんはそのたびに不安を感じながらも、ひとつずつ課題をクリアーしていきました。

治療中期

その後もAさんは面接で決めた課題に次々と取り組み、不安な場面を克服していきました。第4回の行動記録を見ると「今回は車で高速道路に乗ってみた。途中で渋滞するかと思ったが、たまたま道路がすいていたため渋滞がおこらずスムーズに通過してしまい、課題の結果が出せなかった」との記述がありました。「結果が出せなかった」という言葉が気になった治療者がその点を聞くと、Aさんのなかでいつのまにか、課題を達成すること自体が面接や治療の目的になっていることがうかがえました。そこで今後は具体的な課題の設定はやめて、Aさんが自由に積極的な行動をしてみることとしました。

第5回の面接では、一人のときは前よりも積極的に行動できているが、どうしても他の人と一緒に電車に乗るのを避けている話が出ました。幼いときから優等生でスポーツマンであったAさんは、人から頼られたり相談を受けたりすることはあっても、人前で自分が取り乱す姿を見せることはイメージできなかったのです。また、不安神経症のような特殊な悩みを話しても、周囲には理解してもらえないのではないかとの気持ちもありました。

第6回の面接では、次の週末に昔の仲間と小旅行に行く話があることが話題になりました。仙台まで新幹線で行き、仲間と待ち合わせてドライブするとのことです。迷っているAさんに、「迷うときには、積極的なほうをとるように」とアドバイスすると、Aさんは「やはり行ってみます」と決断しました。

旅行から帰ってきたAさんは、仙台に泊まった晩に仲間に不安神経症のことを打ち明けたことを教えてくれました。自分がその話をしたら思いがけず親身になって聞いてくれ、仲間の一人もストレスでうつ状態になり、体調を崩していた時期があったと打ち明けたそうです。そして、「もしドライブ中に不安になったら、そこで休めばよいのだから」と言ってもらい、そのままみんなで交互に運転しながらドライブをしてきました。Aさんは「途中で渋滞する場所もあったが、仲間と話しているとあまり気にならなかった。紅葉がとてもきれいだったのが印象的だった」と話したあとで、「自分だけが精神的なことで苦しんでいると思っていたが、思いがけず他の人も悩んでいるとわかったことで、いままで自分にとらわれすぎていたのでなかったかと思った」と述懐していました。

その後、上司から国内出張の話がきたときに、Aさんは思い切って北海道まで飛行機で行くことを決めました。さすがに不安が強いため、そのときだけ事前に抗不安薬を使うことにしました。二時間弱のフライトでしたが、前日から不安になり、寝る前に抗不安薬を飲み、翌朝とフライト直前にまた薬を飲みました。当日の朝になったら「これ以上考えてもしかたないので、ここまで来たら腹をくくって、何か起きたらそのときに考えよう」という気になり、同僚と一緒に飛行機に乗り込みました。離陸のときはかなり緊張しましたが、不安発作は起こらず、その後は同僚と仕事の打ち合わせなどをしながら、思ったよりも早く札幌に着いてしまいました。

この頃には、日常生活はまったく普通に送れるようになり、電車に間に合わなくなりそうになって思わず駅の階段を駆け上がり、あとから「前には絶対できなかったのに」と気づくこともありました。

治療後期

このころに、海外留学を考えてみたらどうかと再び上司から打診がありました。半年間アメリカの大学院で金融関係の勉強をしてみないかとのことです。Aさんは今度はその話を受ける気持ちになり、上司に行きたいとの希望を伝えました。すると、一カ月後に大学の見学も兼ねてアメリカ出張の話が伝えられました。これを機に治療も終結に向けることとなり、一〇回で外来標準型森田療法を終了することを確認しました。面接は残り二回なので、アメリカ出張前と出張後に面接することにしました。

次の面接は、アメリカ出張の数日前でした。Aさんは出張準備をしていることを淡々と語り、不安はあるが一方で大丈夫との気持ちもあると述べ、一応また抗不安薬を出して欲しいと希望しました。往復の飛行機の分の抗不安薬を渡し、その日の面接は終わりました。ところが翌日、Aさんから再度面接の予約が入りました。Aさんが予定外の面接を入れるのははじめてだったので、治療者もそれに応じることにしました。

翌日のAさんは、前日の落ち着きとはうって変わって、不安そうにしていました。そして、「心配になったので、もう少し薬が欲しい」と希望しました。

治療中期までは、Aさんが不安になったときには治療者もその内容をくわしく聞いたり、何らかのアドバイスをしたりしていました。しかし、このときは何も聞かずに希望どおり数日分の薬を追加して、Aさんをアメリカ出張に送り出しました。

最後の面接は、Aさんが出張から帰国した後に行いました。

Aさんは一週間の出張の行動記録をつけてきましたが、それによると出発の前々日が不安のピークで、前日になると少し落ち着き、当日は平静な気分で飛行機に乗ることができたそうです。飛行機では途中で寝ることもできて、大きな不安を感じずにアメリカまで行くことができました。向こうでは途中で高速バスで移動することがあり、少し緊張したが、おおよそ問題なく出張と大学の見学を終えました。そして帰りの飛行機では、一応搭乗前に薬は飲んだけれど、ほとんど薬は必要ない感じだったそうです。

この時点でのAさんの自己評価は、症状や不安はほぼ90％なくなり、逆に行動は90％くらいできているとのことでした。また心境的にも、前は自分ひとりで悩んでとらわれ、スパイラル状に悪くなっていったのが、今では自分で改善することができる自信と、もし困ったことが起きても人に相談できる余裕がもてるようになったとのことでした。薬はもう必要ないとのことで、この回で治療を終了しました。

数カ月後、アメリカに留学したAさんから、クリニック宛にエアメールが届きました。元気に勉強し、また、同じクラスのいろいろな人たちの考え方を聞くことがよい刺激になっているとの明るい文面が印象的でした。

Bさんの対人恐怖症——人とうまく話せなくて

Bさんは二十代後半、総合職の女性です。
「人との会話がうまくできない劣等感がある」と言い、対人場面での緊張、不安、恐怖感とそれにともなう抑うつ気分、劣等感、自己評価低下を訴えて来院しました。

小学生の頃から、「相手の話にうまく反応できないのでは……」「相手が楽しめるような話題を振れないのでは……」「会話が途切れると、相手が退屈に感じてしまうのでは……」と対人場面での不安・緊張があり、人の輪に入れませんでした。長じても対人緊張は続き、初対面の人とは何を話して良いのかわからず、変な人と思われるのではないかといつも不安を感じていました。大学卒業後、法律関係の事務所に勤務し、仕事の面では優秀で、すでに部下がいて、新人の教育を担当する立場になっています。しかし、若い人たちと話す場面でうまく説明できないと、会話が下手だと思われるのではないかと不安を感じ、体が緊張してしまいます。

このような劣等感と自分の欠点を克服するために、演劇、声楽、ダンスなどさまざまな趣味を試みましたが、そこでもやはり雑談に加われないことから、人間関係が重荷となり、結局やめてしまうことになりました。精神科も一度受診し、医師から「うつ状態」と言われましたが、納得がいきませんでした。その後、インターネットで森田療法のことを知り、当院を受診したのです。

治療前期

初診時にこれらのことを聴いた後、治療者は「森田療法の本などを今までにご覧になりましたか」と質問しました。Bさんが「インターネットでは見たけれど、本を読んだことはありません」と答えたため、まず『森田療法のすすめ』を読むように勧めました。また、Bさんが不安や苦痛を感じる場面と、そういうときにどのように行動し対処しているのかをリストアップしてきてくれるように伝えました。そして、次回の面接を一週間後に設定しました。

第2回の面接に、Bさんは症状リスト（163ページ）を作成してきました。

それには、「人にものを教えるとき」「電話をかけるとき」「人と二人で話すとき」「宴会」「仕事の休憩時間の雑談」「買い物をするときのレジ」等々、一二種類の対人緊張場面に加えて、「家でしたいこと、しなければならないことがたくさんあるのに、何をやってもすぐ

不安・苦痛を感じる場面	行動・対処のしかた
人にものを教える。	苦痛だけど仕方がないので我慢して教える。うまく説明できないことを非常に恥ずかしく思うので、まとまった話ができるよう事前に頭の中で考え、何度も繰り返してみる。これに長い時間をかけるのに、実際に話し始めてみると、言うべきことを忘れてしまったり、頭の中がごちゃごちゃになってくる。説明の途中で質問されるとさらに動揺し、適当な返事でごまかしてしまう。そしてだんだん焦ってきて声が出にくくなり、呼吸も苦しくなってくる。こんなに声が小さくて要領を得ない説明を聞かせるのは申し訳ないと感じて、萎縮してしまう。まわりの人たちも聞いていてヘタだと思っているに違いないと考えると、ますます声が小さくなってしまう。
中略	中略
電話をかける。	思い立ってから実際に電話をするまでにかなり時間がかかる。言いたいことをきちんと伝えられるように頭の中で考えるが、考えてもすぐに忘れて、頭が真っ白になりそうな気がする。実際に電話で話していてもきちんと言葉が出てこないので、言いたいことが伝えられずに相槌を打つだけになってしまい、後から伝え方も聞き方も不充分だったと自分を責める。
家で何かをしていてすぐに眠くなってしまう。	したいこと、しなければならないことはたくさんあるのに、何をやってもすぐに眠くなってしまう。いつも時間が足りず、何もできないという不安があって、自分を怠け者のように感じる。

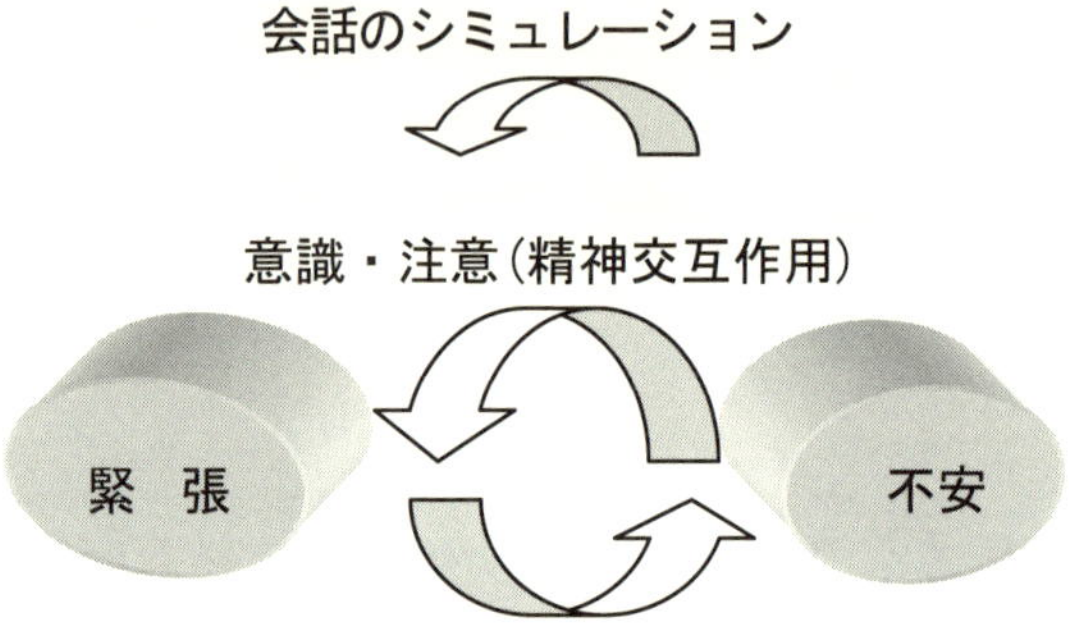
会話のシミュレーション
意識・注意（精神交互作用）
緊　張
不安

眠くなって、いつも時間が足りず何もできないという不安があり、自分を怠け者のように感じる」との記述がありました。

またBさんは、この間に『森田療法のすすめ』を購入して読了し、「読んでいると自分に当てはまることがたくさんある。でも、どうしても話が下手なのは自分だけだと思ってしまう」と言いました。

ここで治療者は、このまま続けて森田療法を実施するかどうか、本人の希望を確認しました。Bさんが、「森田療法で短期間で集中的に治したい」と希望したので、「週に一回の面接で、一〇回の治療」と設定しました。また、薬物療法の併用については、Bさんが「薬は使いたくない」と希望したので、精神療法のみで治療することにしました。

そして、症状リストをもとに、Bさんの対人緊張が起こる場面と、そのときの行動とを細かく検討しました。そのなかで、職場の後輩に仕事を教えるときや職場で電話をかけるときなど、まとまった話ができるように事前に何度もシミュレーションを行っていることがわかりました。しかし、実際に話すとシミュレーションどおりにはいかず、そうなるとあせって動揺し、声が出なくなったり、呼吸が苦しくなるとのことでした。

ここで治療者が図（164ページ）によってBさんの対人恐怖症の症状形成原理を説明し、

このシミュレーションする行為が悪循環となってかえって緊張を強めているのだと指摘しました。

Bさんがこの指摘に反応する様子を見て、治療者はシミュレーションなしに電話をかけてみることを勧め、次回の治療までに何度か試みて、その結果を記録してきてもらうことにしました。Bさんは不安ながらもこの課題を実行し、第3回の面接時にその記録を持ってきました。

○月○日　電話をかけるとき

忙しくて事前にゆっくり考えている暇がなかったこともあり、言いたいことの要旨だけ頭に入れて電話をかけた。相手の反応によってやはり動揺してしまい、伝え方がうまくないのではないかと思うが、忙しかったのでそのまま、まあいいかとあまり考えずにすませてしまう。

うまくいかないときは自分が嫌になって落ち込むか、何も考えないかのどちらかになる。考えなければ気分的にはラクだが、成長しないのではないかと思う。

そして、「電話をかけるとき、できるだけ前もって考えずにやってみた。うまく説明できないこともあるが、練習をしなくても〈まあいいや〉と思いだした」と述べ、「後輩に電話の話をしたら、後輩も緊張してメモをとってから話すと言っていた。今までは人に相談するのが恥ずかしいと思って、一人で処理していた」と付け加えました。

また、緊張する場面での自分の話し方についても、「自分のテンションが上がってしまうので、人の話を聞くより一方的に話したり、話題が自分のことにばかり集中してしまう」と分析するようになりました。そこで、実際にあった緊張する場面をいくつか記録してくることを、次の課題にしました。

このように、最初の課題が実行できたら、そのときの不安を本人と治療者とで検討します。とくに、課題を実行する前に予想していた不安と、実際の場面で体験した不安とを比較します。この最初の課題を実行する体験が、入院森田療法の絶対臥褥における「煩悶即解脱」の体験に相当する、外来森田療法による治療の核体験となります。そして、最初の課題をこなせたBさんが、自分の症状を人に話したり、緊張する場面での自分を客観的に観察したりするようになったのを見て、今度は課題の自由度を上げて試みてもらうことにしました。

Bさんは第4回の面接で、電話をかけた場面、同僚の結婚式の二次会、知人のパーティーの場面などとともに、自宅で始めた翻訳の仕事のこと、料理を作って失敗したことなどを記録してきました。

○月×日　趣味関係の数回しか会ったことのない人に電話をかける

……相手は自分のことなんて憶えていないかも知れないし、そんな人に電話してうまく話せなかったら、と思うと怖くなる。話す内容を頭の中でくり返しているうちに余計不安になり、別の日にしようかとも思うが、間違えてもどうってことないんだと無理に奮い立たせる。その直後に不安、不快感を消そうとしていたことに気づく。不安はそのまでとにかく目的を果たせばいいのだからと、仕方なく電話をした。うまく言葉が出なかったりしたが、まずは電話を先延ばしにせずにかけられたことを評価しようと思った。いつもうまくいかない点ばかり重視して落ち込むか、忘れようとするかのどちらかだったが、行動を重視すると落ち着いていられる気がした。

○月△日　知り合いのパーティーで

どんな人が来るのかわからず行く前から緊張していたが、実際に行くと年配の人ばかりでさらに緊張してしまった。スピーチを頼まれていたので、自分の番が近づくと手が冷たくなって落ち着かなくなったが、伝えたいことだけを頭に入れて、文章を頭でくり返すことは避けた。実際に話し始めたら、伝えたいという気持ちが強くなり、それほどあがることもなく話すことができた。もっと上手くまとめられたらよかったと思ったが、伝えたいことは伝わったようで満足できた。

電話する場面の行動記録には、思い立ってから電話するまでに一〇分以上かかったこと、しかし、やってみたらどうってことなかったことをふり返っていました。また、パーティーでスピーチを頼まれ、手が冷たくなるほど緊張したこと、それでも伝えたいことだけを頭に入れて、事前に文章をくり返すのは避けたこと、そして、実際に話し始めたら伝えたい気持ちが強くなり、それほどあがることもなく話せたことも語ってくれました。症状のこと以外では、翻訳の仕事がなかなか進まない、料理の手順が悪いといった劣等感をもっていることもわかりました。

核体験を元に、Bさんのなかに目的本位の行動が定着していく過程が進行します。一方で、対人恐怖の症状を離れた話題も出るようになってきました。症状と行動を中心とした治療前期の面接から、それ以外のテーマでの面接へと、新たな展開が始まることが予想されます。

治療中期

第5回の面接では、Bさんの対人恐怖そのものはずいぶん楽になっていました。ただ、この回のBさんの行動記録には、最後にこれまでになかった内容が書いてありました。

□月○日
翻訳の仕事の依頼がくると、納期に間に合わなくなるのが怖くて、料理その他のことを一切排除しようとしてしまう。実際には、間に合わなかったことはないのだが、余計なことをしている時間はないように感じ、さらに余分なことに気が回らない自分の狭さが嫌になる。時間がないという不安をもったまま、気づいたことをこなしていけばいいのだろうか。……

そして、自分は「時間不足恐怖」だと語りました。「翻訳の依頼がくると、納期に間に合わないのが怖くて、それ以外の一切を排除しようとする。間に合わなかったことはないのに……」と述べ、そんな自分が嫌になるとのことでした。話題が症状からBさんの性格に広がってきたために、次回は「自分」について書いてきてもらうことにしました。

第6回の面接にBさんが持参した記述によると、「小学生のときから、〈授業中に手を挙げること〉ができなかった」、「間違えるのが怖いとかいう以前に、手を挙げることでまわりの人の意識が自分に向かうことが気になった」からだそうです。

また、テレビには見たい番組がなくてあまり見なかったのに、そういう方面の話題を知らないと思われるのが怖くて、知っているふりをしてごまかしていたこと、それでいて、話題に乗れるようにテレビを見ようという無駄な努力もしたくなかったことなどが書かれていました。今になって、「自分は人と比べて知らないことがあまりに多すぎる」と感じてしまうとのことでした。

さらに、小学校二、三年頃から、母親の帰りが遅いとひじょうに不安になり、儀式的な「お祈り」をしていたこと、壁の飾りを数えてから寝ないと「吐いてしまう」と考えていたことなども書いてありました。

「自分のことをあまり人に話したいと思わないけれど、他に話題も見つからないし、自分に話す内容がないことを苦痛を感じる」「文章を通じてならば社会や人と対等に接することができるように感じるけれど、人と話すことになると自分がとても子供っぽいように感じる。以前はそれでも良かったけれど、もうかわいいですむ年齢ではなくなったので、いつまでもこのままではいられない」と思っているそうです。

また、「時間不足恐怖」に関しては、「仕事の納期が迫ったときに、あえて先送りにしていた料理、掃除などに手を出してみたところ、間に合わなくなると思って避けていたのが実際は気分転換にもなり、それ以上先送りしなかったことからくる満足感が大きく、結果的に納期に遅れることもなかった」とのことでした。

Bさんは、「親しい人の気持ちがわからず、わからないまま先読みして動いて、食い違うと自分が恥ずかしかったりみじめになる」とも言いました。治療者は、単純に反応してみること、わからないときはそのまま「わからない」と言ってみるように勧めました。

治療の中期には、より個人的なテーマに関して、森田療法的対話が展開していきます。第5回、第6回の面接で、Bさんの場合には、小学生のときから自意識が強かったこと、そのために同年代の子供たちと自然に交流できなかったこと、その反面、自分のやり方は変えなかったこと、そして、そのことが現在「人と比べて知らないことが多い、子供っぽい」という劣等感につながっていることがわかりました。また、小学生のときに、不安を感じると強迫的儀式をしていたこと、現在も翻訳の仕事のなかで一種の不完全恐怖的な先取り不安を感じ、不自由になっていることもわかりました。この「時間不足恐怖」に関しては、強迫禁止的にできなかった締め切り前の料理、洗濯などをあえてやってみることによって、それが自分の強迫観念であったことを悟っています。

第7回面接の冒頭で、Bさんは、今の職場を退職することにしたと述べました。今後は翻訳の仕事に専念することに決めたのです。

また、「人と話しているときに、どう思われているのかと考えてしまうことがあるのと同時に、いつも明るくしなければと思っていたけれど、そんなに無理をしなくてもいいのかなと感じている」と述べています。そして、自分は「また何かあるともとに戻ってしまうな」と思うとのことでした。

治療者は、森田療法における関わることと愛情についての文章（139ページ参照）をコピーして渡し、読んでみるように勧めました。

第8回の面接で、Bさんは前回に渡した文章を読んで思ったことを、「わたしは自分中心であること。たとえば、人に何かをしてあげたときに、感謝されないと腹が立つこと」と述べました。対人緊張に関しては、「今もあるけれど、これはゼロにはならない」と思っていて、自分には「上手に完璧にやりたいという意識が強い」と言いました。

仕事に関しては、「あと一カ月で退職。やめられることがうれしい。その後二カ月は自宅で仕事し、旅行をする。それから翻訳会社で仕事をする」と言っていました。

前回の面接で聞いてはいたものの、その速い展開に治療者はいささか驚きましたが、自分に対するとらわれを離れてきたBさんにとって、それは自然な選択だったのでしょう。森田療法の終盤では、治療者が患者に追い越されたと感じる瞬間があります。治療の終わりが近づいているので、少しやり残したことは文章にしてBさんに渡しました。

最初の面接から約四カ月が経過していました。Bさんは、「ずいぶん楽になった。気になることがなくなった。人と話していても、会話が続かないのがすごく気になっていたのが、それも普通だと思える。昔は自分だけだと思っていた」と述べ、これからは出来高制の翻訳会社で法律関係の翻訳をやっていく計画を話してくれました。

治療者はここで終結を提案し、Bさんも同意したので、全九回で治療を終了しました。

Ｂさんのような対人恐怖症、さらには森田神経質の人たちは、繊細、内省的ではあってても、根本的には自分をもっていてそれを頑なに守っている人が多く、その結果、外界との関わりが限定され、ある意味「閉じた」状態で生活してきています。本人は、その不自由さをどこかで感じていますが、なかなかそこから出ることができず、自分の生活に自信がもてない状態でいます。Ｂさんも、対人恐怖の症状とともに、強い劣等感ももっていました。この劣等感は、Ｂさんの言葉では「時間不足恐怖」として、翻訳の仕事をするときに顕著に見られました。

外来標準型森田療法では、治療前期には症状の改善を中心において、治療的課題とその実行による森田療法的な回復の核体験の形成を行います。Ｂさんの場合も、電話やパーティーのスピーチ等での「シミュレーション」をやめることによって、はからいをやめてそのまま場に参加していくことと、そのときに予想していた不安と実際のその場での不安に差があることを体験することによって、この核体験が形成されていきました。その結果、対人場面での症状や緊張は緩和されましたが、そこでむしろ、Ｂさんの劣等感と強迫性が浮かび上がってきます。ここから外来標準型森田療法はその中期に入ります。

この時期には、症状そのものよりも、自己の存在態度が問題になり、森田療法的対話が本人と治療者との間で交わされます。この症例では、「時間不足恐怖」からの解放を通して、本人の存在態度が即我的・自己防衛的なものから即物的・自己解放的なものに変化していきます。こうして「閉じている」自分が外界に対して開くときには、人はものごとに関わろうとし始めます。この変化は、思考や言語による理解として現れるときと、態度や行動になった形で現れるときとがありますが、森田療法では後者を真の治療的変化として重視します。Bさんもそれまで迷っていた転職を自ら決定します。このようにして、生活や人生の選択が自らなされるようになったところで、神経症の治療は終結に向かいます。

治療後期は、この終結に向けての時期です。「また何かあるともとに戻ってしまうな」というBさんに対して、治療者は「他者に関わること＝愛すること」の意を含んだ文章を渡し、Bさんの感想を聞いて、そのまま治療を終了しています。

森田療法による対人恐怖症の治療では、対人緊張はなくなりません。ただ、症状と向き合うことで、その人の生活や人生に対する態度が変わるだけです。高良は、「人は他人に対して、また仕事に対して、また物に対して、要するにわれわれの関わるものごとに愛情をもつことができれば、そこに生きがいを感ずることができ、ひいては神経症的な空しさから解放されるものと思います」と述べています。そして、たとえば、菊を育てるとき、鶏の世話をするとき、自分の受け持ちの生徒を教育するとき、自分が直接手をかけて世話することにより、そこに愛情が生まれてくることを諭しています。自分の生活や人生に対して、自ら手をかけ、関わっていくことにより、対人恐怖症の患者さんが神経症的な存在態度から解放されるならば、外来森田療法の意味があると思います。

Cさんの強迫神経症――食中毒が気になっていつまでも手を洗っている

Cさんは四十代の男性会社員です。

もともと神経質な性格でしたが、数年前に細菌感染による食中毒の報道を見てから、感染症のことが気にかかるようになりました。最初は食中毒が気になって、帰宅時の手洗いの回数がふえたのですが、その後、小学生の息子の手の汚れや、外で買い物をするときの生野菜や生肉なども気になるようになりました。しだいに不潔恐怖が増して、いろいろな場面での手洗いの回数がふえ、子供にも帰宅時に徹底的に手を洗わせたり、会社でも何回も机の上を拭いたりするようになりました。さらに、数カ月前に息子の自転車のタイヤに犬の糞らしきものがついていたときから、自転車のタイヤが気になるようになり、毎朝自宅のマンションを出るときにマンション前の自転車置場で、子供の自転車のタイヤに何もついていないか確認するようになりました。徐々にその確認が執拗になり、最近はそのために時間を食われて、会社に遅刻するようにもなってきました。

このように、あまりにも確認がふえて一日の生活が大変になり、気分が鬱々としていること、また、会社に遅刻することでまわりの評価も下がっているのではないかという不安もあって、クリニックを受診してきました。

治療前期

Cさんの病歴を聞いて、食中毒に対して不安になってから、余計にその関連の情報が目に入ることはないかと訊ねると、「そのとおりです。新聞やテレビ、通勤中の雑誌の広告などでも、自然にそちらに注意が向いて意識してしまい、読みたくないのに読んでしまいます」と答え、精神交互作用を認めました。また、手洗いや確認をするとそのときは不安が消えても、次からはまた同じ場面でもっと手を洗わなければならなくなったり、確認すればするほど確認場面がふえてしまうという、はからいによる症状の悪化の指摘にもうなずいていました。

そこで外来森田療法の説明をし、Cさんにどうしたいかを訊ねてみました。

Cさんは、「もうすでに仕事に遅刻するなどの支障が出ているし、自分のためにも家族のためにも集中的に治したい」と治療に対する熱意を示したので、外来標準型森田療法に導入することとしました。

そして、次回までに症状リストを作成することと、『森田療法のすすめ』を買って読むことを指示し、次の面接を一週間後に設定しました。

Cさんは二回目の面接に症状リストを作ってきましたが（181ページ）、『森田療法のすすめ』に関しては、「仕事が忙しくて買う暇がなかった」とのことでした。詳しく聞くと、二年前に大学関係の営業からインターネットを使う営業のプロジェクトに異動になり、平日は深夜まで勤務して休日出勤もあるなど、ひじょうに忙しい状況が続いているとのことでした。そこで『森田療法のすすめ』の購読は次回までとして、症状リストから次回までの課題を決めることにしました。現在Cさんが一番困っている強迫症状は朝の自転車のタイヤの確認で、これにはまりこむと会社に遅刻してしまうということでした。そこで、「毎朝マンションを出たら自転車置場を素通りして駅まで行き、来た電車にすぐに乗ってしまう」ことを課題として、次回一週間分の行動記録をつけてくる約束をしました。

三回目の面接、Cさんは一週間分の出勤時の行動記録をつけて現れました。初日は自転車のタイヤを確認しなかったことで後ろ髪を引かれる思いだったCさんですが、毎日自転車置場の前を素通りしているうちに、強迫観念が長続きしなくなるのを実感しました。また、この頃には『森田療法のすすめ』を手に入れて、忙しいなかでも少しずつ読み進んでいるとのことでした。

○月×日
朝、マンションを出るときに、自転車置場を横目で見ながらその前を通り過ぎた。ふり返ると戻ってしまうと思ったので、前を見て早足で駅まで歩き続けた。ホームで電車を待つ間に、戻って確認したい気持ちがふつふつと湧いてきた。電車がきたから飛び乗って会社に向かったが、乗っている間にも何回か不安が湧いてきた。会社に着いてからは、徐々に自転車のタイヤのことは頭から離れてきたが、結局半日以上気になっていた。

○月□日
もう、自転車を確認しない日が五日目となった。今日は、電車に乗ってからは、比較的

不安を感じる場面	行動・対処のしかた
帰宅したとき、手にバイ菌がついているのではないかと思う。	帰るとすぐに手を何回も洗う。最近は洗いすぎて手が荒れてしまう。
仕事場の机の上が汚れたのではないかと気になる。	毎日何回もウエットティシュで机の上を拭く。とくに、他の人が触った書類などを机の上に置いた後は必ず拭く。
子供の自転車のタイヤに何かついたのでないかと気になる。	毎朝必ず、出勤前に子供の自転車のタイヤを確認する。あまり長く確認していると会社に遅刻してしまう。
子供のボールやグローブが家の中にあるとき。	子供が外で使ったボールやグローブなどを見ると、それにバイ菌がついてくるように感じて、中に入れさせないか、ボールやグローブをよく拭いてからでないと家に入れない。
買い物のとき。	スーパーマーケットなどに買い物に行くと、生野菜や生肉に細菌がついているのではないかと気になる。自分ではそれ以外のものしか買わないし、レジで待っていると、他の人が持っている野菜や肉が気になってしまうのでレジを避ける。そのため最近ほとんど買い物に行っていない。

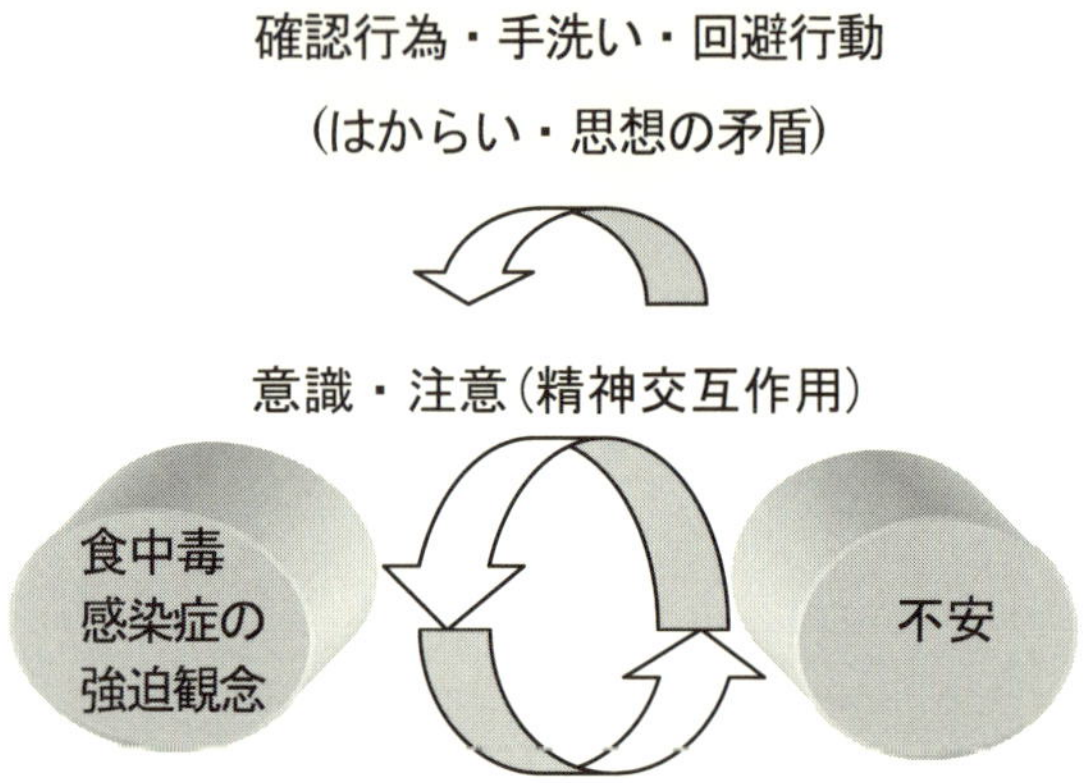

確認行為・手洗い・回避行動
（はからい・思想の矛盾）
意識・注意（精神交互作用）
食中毒
感染症の
強迫観念
不安

気にならなかった。会社についてからは、ほとんど思い出すこともなかった。最初のときは、確認しないと不安が雲のように頭の中に湧いてきて、これを本当に続けられるのかと思ったが、慣れてくると意外に早く楽になるものだと思った。

この課題を続けるとともに、次の課題として職場の机の上を拭くのは、朝だけにすることを決めました。

四回目の面接では、すでに朝の自転車のことはかなり定着して、強迫観念そのものがほとんど浮かんでこなくなっていました。また、机を拭くのも朝だけにしていて、これも他人の触った書類がくると気になるけれど、何とか我慢できているとのことでした。強迫行為をやめるコツをのみ込みつつあるので、自分で次の強迫行為を選んでやめてみることにしました。

治療中期

五回目になると、Cさんは、「帰宅時の手洗いを一回だけにしている」と述べ、手の荒れもだいぶ改善していました。

それとともに、それまで何回も洗って時間もかかっていたので、夜遅く帰宅したときは強迫行為をやること自体が大変だった。時間が短くなってずっと楽になったと述べました。

ここで治療者が会社での仕事の様子について聞くと、二年前の異動により仕事内容が大きく変わったことがわかりました。

Cさんは、二年前までは大学向けの営業の仕事を長く務め、自分なりのノウハウと人間関係を築いていました。その頃は残業はあってもそれほど長時間ではなく、仕事にも自信をもって励んでいました。このまま順調にいけば、同期のなかでもトップクラスの昇進をしていけるつもりでいました。しかしその頃、会社の首脳部は将来を見越して、業界でもいち早くインターネットを使った営業システムを推進することに決定しました。そしてCさんは、そのシステムのデータベースを作成する役割を担って新しい部に異動となったのです。しかし、営業の経験やノウハウはあっても、コンピュータやシステムに関してはまったく予備知識がなく、また、この計画そのものが本当に実現可能なのかもわからず、Cさんは自分の役割に対する不安と、知識不足を補うための残業の増加で疲労が蓄積し、この不安と消耗のなかで強迫症状が悪化していったのです。

この話の後で、Cさんとの面接は症状の話から、現実の仕事のしかたへと移っていきました。

新しい部署で、Cさんの下には数人の部下がつきました。以前の部署では自分が直接顧客との営業に当たり、人に任せることがなかったのですが、今回は自分で直接できる仕事は少なく、人に任せる部分がふえました。実際に部下のほうがITの知識ももっているので、細かいところは任せてしまえば良いと思うのですが、Cさんは性格的に完全に仕事の内容が把握できていないと何となく落ち着きません。部下の仕事の内容のチェック、進捗状況の把握、IT関係の知識の習得など、すべてをこなそうとすると時間が足りず、残業がふえて帰宅が遅くなり、さらに休日出勤することもふえていたのです。

この後、第6回の面接では、Cさんは自分の完全主義が、営業を直接担当していたときには顧客からの信頼も得られ、良い方向に働いていたのが、中間管理職的な立場になってからは逆に働いていることを意識するようになり、「このやり方は今の部署では自分にも部下にも合っていないようです」と言って、「これは自分の性格からもきているので、変えるのは難しいと思いますが」と述べました。治療者は、「これはスポーツのフォームの改造と同じで最初は違和感があると思いますが、とりあえず違和感があっても、仕事の半分くらいは部下の人たちに完全に任せてみたらどうでしょうか」とアドバイスしました。

Cさんは面接の翌日からこれを実際に始めてみました。二週間たった第7回の面接では、「最初は、仕事を人任せにするのは無責任な気もして落ち着かず、また、もしミスがあったらとの不安もありました。考えているときりがないので、とにかく八時になったら仕事を切って会社を出てしまうようにしてしまいました。休日出勤もやめました。するとずいぶん体は楽になりました。二週間そうやっていたらずいぶん慣れてきました。今のところとくに問題も起こらず、今まで自分に自信がないので部下に任せていなかったのかな、とも思えてきました」と述懐していました。

この後、Cさんは自分がやるべきことと、部下に任せることを区別することの大切さを実感するようになり、そのほうがかえって自分の仕事に集中でき、また部下もやる気を出すため業務がスムーズに運ぶことがわかってきました。

また、強迫行為も減って仕事に集中できるようになり、家でも、今まで避けていた休日の買い物に挑戦してみるようになりました。

治療後期

このように順調に進んでいるかに見えたCさんでしたが、第8回の面接では最初から「この前の日曜日に妻と口論になってしまいました」と深刻な表情で話し始めました。

事の起こりは、日曜日の昼、息子が野球の練習から帰ってきたときに、Cさんが息子に「ボールとグローブを拭くように」と言ったのを奥さんが見とがめてからでした。今までCさんのやり方に口を出したことのなかった奥さんが本気で怒り、「子供がかわいそうだから」と涙を浮かべてCさんに抗議しました。そのときは奥さんに反論して口論になってしまったものの、落ち着くとCさんも反省しました。

「今まで、自分の症状の苦しさにだけかまけて、息子の気持ちを考えていなかった自分と、それを病気だからとがまんしていた妻と……」「家族のためにも治さなければなんて思っていましたが、実際には自己中心で家族の気持ちを少しも考えていませんでした」Cさんは小さな声で語り、「これからは、息子が帰ってきたときにいちいちチェックするのは絶対にやめようと思います」と最後に述べました。

第9回の面接では、Cさんは「思い切ってすべての強迫行為や確認行為をやめてしまった」と述べました。そして、「実際にやめるまではわからなかったが、すべてやめてしまうとかえってすっきりしました」と明るい表情で話していました。

その様子はまさに「憑き物が落ちた」と言えばよいでしょうか、「確認しないですむと楽ですか」と思わず聞いてしまうと、「本当に楽です。何年かぶりにすっきりしました」と笑って答えました。

第10回の面接では、最初の症状リストにあった症状はほとんどなくなっていました。洗いすぎて荒れていた手もきれいに戻り、買い物も普通にしているそうです。「何よりも良かったのは、息子が自分の顔色をうかがう様子がなくなったことです」とCさんは述べ、「息子のために治そうと思ったのが、かえって自分のためになりました」と振り返っていました。これで治療終結にすることで合意し、この回で面接を終了しました。

6 森田療法再考

ミノムシと神経症

「神経症」という言葉から、私にはまず「強迫性」が頭に浮かびます。これは自分が森田療法を中心に日常の臨床に携わっているからで、同じ言葉で「ヒステリー」を思い起こす人とは、神経症の概念もずいぶん違うだろうと思います。

ここで「強迫性」と言っているのは、強迫神経症に見られる強迫観念や強迫行為とはちょっと違って、むしろ森田療法でいうところの「とらわれ」に近いでしょうか。神経症患者では、この強迫性を中心に神経症臭さが出てくるようです。

私は研修で高良興生院に行っていたとき、入院時と絶対臥褥後と退院時の三回、患者さんを面接していました。当時の興生院には常時十数人の患者さんがいて、それぞれ二カ月前後の入院生活を送っていました。

どの患者さんも、入院時や臥褥後の面接では神経症特有の感じがしたものです。つまり、患者さんと話していると、私のなかに「ああ、神経症の人と話しているんだ」という感覚が生じてくるのです。その頃は、そういう感覚のせいでこちらもイライラしたり、あせって言葉数がふえたり、早く話を切り上げたくなったりするのでした。まるでどこかに閉じ込められた人が、そのことを怒って周囲に攻撃性をまき散らし、こちらがそれに感応してしまっているようでした。

この感覚は、強迫神経症の患者さんと話しているととくに顕著に感じられるようでしたが、よく話していくと、不安神経症や対人恐怖の患者さんにも感じ取れました。面接というややあらたまった状況のせいもあったのでしょうか。

一方、ふだんの庭でみんなで卓球をしているような場面では、患者さんのすることにどこかまとまりやなめらかさが欠けるようなところが目につきました。不完全、不自然な感じと言えるかもしれません。妙に細部にこだわり、「強迫的」になっているように見えたのです。卓球ではそれがプレーの妨げになってミスにつながり、こちらに勝ちをもたらしてくれました。

そうした不完全な感じやまとまりのなさから強迫性と攻撃性が生まれ、神経症臭さが醸し出されていたのだと思います。

ところが退院時の面接になると、多くの患者さんから神経症臭さが消えていたのです。症状について訴えても、そこに攻撃性は感じられず、こちらも安心して面接できました。「憑き物が落ちた」といえばぴったりするかもしれません。

なかには、症状が軽快したのに、この神経症臭さが残っている人もいました。そういう人の場合、こちらも治ったという気がせず、退院後が心配でした。その後、大学病院で入院治療をしていたときでも、この神経症臭さが抜けない人に、再発して舞い戻るケースが多かったようです。

さきほどの卓球の例でも、退院が近くなると患者さんのプレーにはまとまりが感じられるようになりました。退院を目前にするとかなり不安は強くなるはずですが、そうした気持ちと関係なく行動になめらかさが出るらしく、なかなか勝たせてくれなくなったりしたものです。

不安発作、強迫症状、恐怖症状、心気症状など、神経症の患者さんはさまざまな症状を示します。症状はいろいろでも、こちらがそれをひとまとめに神経症と診断するのは、そこにある共通性を認めているからです。それは言ってみれば、ミノムシのようなものなのかもしれません。

小枝が集まってできているミノムシのミノをはがしていくと、中には必ず粘着性の強い被膜があります。神経症の症状は、ミノを作っている小枝に相当します。ミノは一種類の小枝でできていることもあれば、何種類もの小枝でできていることもあります。ミノのでき方はそれぞれ違っていても、それをまとうための被膜だけは、どんなミノムシにも共通しています。さらにこの膜をむいていくと虫体が出てきますが、時には虫体が存在しないこともあります。この虫体が、神経症の元になるパーソナリティに相当するでしょう。森田療法でいえば「神経質」で、「神経質症」の「症」が取れてなくなっても、「神経質」はそこに残っているのです。逆に症状が残っていても、それがはっきりしなくなってしまうこともあり、外来治療で軽快する神経症にはそうした例が多く見られるようです。

ではそこで、最初に述べた「強迫性」はというと、これがミノムシの被膜に相当するのです。神経質なパーソナリティがもつ強迫性がさまざまな症状をまといつかせ、神経症を形成している、これが私の神経症に対する見方なのです。

治るということ――森田療法の治療による変化

森田療法の治療を終結するとき、私は必ず、治療による心境の変化を聞くようにしています。

「ここから抜け出そうとあがいていたのに抜け出すことができず、坂道を転がっている感じだったのが、いつの間にか抜け出せていた。前はあせるとパニックになっていたのに、今はあせっても自分で何とかできる」と言う人もいれば、「以前は出口のない部屋に閉じ込められた感じだったのが、治療が進むにつれいつの間にか、部屋の外に出ていた」と言う人もいます。

神経症のただなかにいるときには、本人に独特の閉塞感と空回りの感覚があるようです。そして治療がうまくいったときには、憑き物が落ちたように、この閉塞感と空回りからくるあせりが消えていきます。

私が精神科医になったときに、「体験入院」と言う研修がありました。精神科の医局に入局してすぐに、「患者」として精神病院に入院してくるという研修です。当時、日本中でわれわれの医局だけが行っていた方法で、患者さんと同一の体験をすることこそがその体験の理解につながるというわけでした。

「入院」すると、まず持ち物をすべて取り上げられて「隔離室」に入ります。布団とトイレだけがある部屋で、四方は壁です。ひとつだけ外に向いた窓がありますが、鍵がかかっていてあけることができません。時計がないので時間もわからず、自分が世界から切り離されてしまった不安がつのります。この部屋で二泊三日過ごすわけですが、人との接触は食事の容器が渡されるときだけで、閉じ込められた閉塞感には独特のものがあります。

鍵のかけられた部屋には、テレビカメラが天井についていて、部屋の中の様子は外から観察されています。カメラの向こうには誰かがいて、こちらを見ているのかもしれませんが、コミュニケーションをとることはできません。蛍光灯がつきっぱなしなので一日目の夜は眠るのに苦労しましたが、何とか寝入って二日目の朝を迎えました。すると、窓の外でかすかな音がしました。寄っていって確かめると昨日はかかっていた窓の鍵がはずされていました。もちろん窓には鉄格子がはまっていて、さらにその外側に目隠しがあります。直接外の様子はわかりませんが、しかし、鉄格子と目隠しとの間には数十センチの隙間があり、そこから地面と空とが見えます。ほんのわずかな隙間ですが、窓を開けることで、自分と外の世界がつながりを回復したのです。

神経症の患者さんには、精神交互作用とはからいとによってつくられた、特有の精神的な「場」があります。その「場」の中で、患者さんは閉塞感に苦しみ、出ようとしても出られずにあせりを感じたりパニックに陥ったりします。

外来森田療法では、まずこの「場」に窓を開ける作業から治療が始まります。たとえば外来標準型森田療法では、最初の数回で、患者さんの生活の中に症状と関連した課題を設定し、治療者の指導の下にそれを実行することによって、今まで不安のためにどうしても回避していた行動ができるようになります。そして、それにより自分の感じていた不安が、実は自分自身がつくった予期不安であったことが体験的に理解できます。そしてこの「核体験」をもとに課題とその実行を重ねていけば、次々と閉じた部屋に窓が開くことが実感できます。

しかし、この方法だけでは早晩ゆきづまります。なぜなら、これは、前にお話しした神経症の症状形成原理をもとにした、仮説検証型の第1種変化だからです。第1種変化とは、いわば因果律型の変化であり、神経症の病理である知の病理に対して、治療者も患者さんも同じレベルの知的方法で対抗することになっています。このやり方では、部分的に神経症の世界に穴を穿ち、その部屋の壁に窓を開けることはできますが、部屋そのものから出ることはできません。

この知的原理がゆきづまったところから、森田療法のもうひとつのより本質的な治療が始まります。これが第2種変化であり、その変化は次のような過程を通って現れます。

①問題の意識――自分たちが共同してある認識の系を形成しているのを発見すること。森田療法においては、治療者と患者さんとが、神経症の知の病理に気づくことです。

②定向進化――この認識の系から脱出しようと、それまでに成功したやり方を推し進めることとそのゆきづまり。課題とその実行をくり返すことによって、確かに神経症の部屋に窓は開きますが、部屋から外に出ることはできません。

③限界認識――この認識の系（とらわれ）から逃れられないことを認識すること。頭でっかちの病理である神経症に対して、頭で解決することはできず、治療者も患者さんもゆきづまります。

④絶体絶命――問題意識と限界認識があるなかで、事態の解決を迫られ先に進まざるをえないこと。

ゆきづまっても、外来標準型森田療法では治療回数は一〇回と決められています。そのリミットのなかで患者さんも治療者も本当に煮つまった状態になっていきます。

⑤跳躍――論理的認識の枠を一時的に捨て去ること。それまでの論理からすると非連続的行動の出現。

ここで、どうしようもなくなった治療者も患者さんも、それまでの常識から離れた行動をします。この本の最初に書いた高良興生院の心臓神経症の例では、夜中に「死にそうです」と訴え続ける患者さんに対して、看護婦さんは「死ぬのは運命です」と答えて電話を切ってしまいます。すると患者さんも「そうか運命ならしかたがない」と妙な納得をします。そしてその瞬間に、それまでとらわれていた恐怖感から離れ、神経症の「場」の外に出てしまいます。

外来標準型森田療法でも同じことが起こります。前に述べた強迫神経症（疾病恐怖）の患者さんでは、はじめは病気のことを調べたファイルを封印して、一時的に状態が改善しました。しかし、治療の終盤になって不安に負けてファイルの封印を破ってしまい、最初の不安な状態に戻ってしまいます。治療がゆきづまったなかで、治療者は、不安に駆られている患者さんに「次のゴミ出しの日にファイルを捨ててしまいなさい」と無理を言います。その日の朝がきて、患者さんは最初は不安で、少しだけファイルを捨てようとしたのですが、「少し捨てたら、全部捨てるのも同じ」とその場で思い、思いきって本当に全部のファイルを捨ててしまいます。すると、不安になるはずがかえって不思議なほど落ち着きが出て、そのときに自分が強迫観念の「場」から外に出ていることに気づきました。

このように、第2種変化は悟り型の変化であり、変化の起こる場のなかで、変化の結果を予測できるものがなく、したがって、「予測の検証」ということ自体が意味をもたない変化です。そして、患者さんはこの変化の直後に、自分が部屋から出ていることに気づくのです。

さて、精神科の体験入院では、隔離室を含めて一週間、閉鎖病棟で過ごします。入院が終わって帰りのタクシーの中では、吹く風も景色も新鮮で、解放感に満ちていました。しかし、このような解放感は長く続くものではなく、数日後にはまた日常生活のなかで忘れられていきます。

神経症からの解放も、その瞬間の感覚がそのまま持続するものではありません。症状とそのとらわれからは解放されても、そこには日常生活と日々の不安や負担が待っています。

神経症の治療が終わっても、患者さんはそれぞれの生活を続け、自分の道を歩いていかなければなりません。

このときに、患者さんが歩くための道しるべになるのが、治療中の森田療法的対話です。対話の内容は患者さんに応じてさまざまですが、対話しているそのときよりも治療が終わって数年してから、「ああ、あのときの話はこういうことだったんだ」とわかるような間接的な変化が生まれます。

このように、森田療法における治療的変化は直接的には、知的理解に基づく第1種変化とそれを超えた第2種変化、そして間接的には森田療法的対話による長期的な変化からなっています。そして、この三種の変化がばらばらに起こるのではなく、時間的な流れをもって構造化されて起こることこそが、この治療の本質を特徴づけているのです。

森田療法の本質――変わるものと変わらないもの

森田療法の本質は、非言語的な治療にあります。

しかし、森田療法を説明するには、言語を通じて示すしかありません。この矛盾が森田療法家をずっと悩ませてきました。

森田正馬自身も、自分の神経質療法の要旨をドイツ語に翻訳し、ベルリン大学のボーンヘッファ教授に送って、教授の主催する「精神神経病学月報」に掲載を依頼しましたが、「内容が理解困難」であると断られています。

浜松医科大学精神神経科でも、私が入局した年に高良興生院に国内留学して帰ってきた先輩医師と、他の先輩の医師たちとの間で、「森田療法とは何か」をめぐって議論になることがありました。この手の議論は夕方に始まり、夜更けになっても終わらないことが多く、結局森田療法を言葉で説明することはできずに、「高良興生院に行ってみなければわからない」との結論で、森田療法をやったことのない医師たちは消化不良で終わるのが常でした。

私自身も、高良興生院に行った一九八三年以来、森田療法を言葉によって説明する努力をしてきました。しかし、大学病院で入院森田療法を再現できるようになっても、その本質を説明することはできませんでした。このときに自分のやっていたことが、まだ高良興生院のコピーでしかなかったからです。森田療法の本質を把握するためには、この治療を形の違う外来の場で再現するというもうひとつの段階が必要でした。この新たな外来標準型森田療法を100症例に実施することで、入院森田療法と同等の治療的変化が外来でも可能であることがわかり、やっと森田療法の本質を言葉で説明できるようになったのです。

もちろんこれから森田療法を学ぶ治療者にとって、言葉で森田療法を理解することと、それを実際に行ってその治療的変化を実際に体験することとは、まったく別です。しかし、少なくとも時間的に構造化された治療の「型」があって、それをまねて神経症の実際の治療を重ねていけば――これは最低100例ほどは必要かも知れませんが――、私たちのように終わらない議論を朝までにすることなしに森田療法の本質をつかむことができるでしょう。

たとえば、森田正馬の入院森田療法と私の外来標準型森田療法では、ずいぶん形が変わっています。しかし、そのなかで起きてくる治療的な変化については、一〇〇年近くたった今でもまったく変わっていません。

「森田」抜きの森田療法

私のクリニックには、最初から森田療法を希望して来られる患者さんもいますが、反対に森田療法についてまったく知らずに、たまたま通いやすい場所にあったからきたという神経症の患者さんもたくさんいます。

こういった方に対しては、「森田療法」という言葉を使わずに、言わば「森田」抜きの森田療法で治療する場合もあります。この場合の治療は、治療の手順はそのままに、森田療法の用語や森田療法関係の本は使わずに治療を進めるわけです。すると、患者さんとのやりとりでは、その場でのアドリブで言葉を作ることになります。

先日も強迫神経症の患者さんに、内容はそのままで「森田療法」と言わずに、外来標準型森田療法を実施した例がありました。

症状は不潔恐怖で、動物の糞などが気になり、家の中では犬の糞が椅子や床に落ちているのではないかと詮索してしまったり、外でも電車のシートなどで、少しでも汚れがあると不安になったり避けたりしてしまうとのことでした。そして、この症状が高じて一日じゅういろいろなことが気になって心が休まらず、夕方になるとぐったりしてしまう状態になっていました。

医学的には強迫神経症であることを伝えて、不安になると自分で身の回りの不潔なものをサーチしてしまう「サーチ癖」が過敏性を拡大していること、少しでも汚れていると椅子やシートを避けてしまう「逃げ癖」でそのときは不安を避けても、次からまた避けずにはいられなくなってしまい「生活の縮小」をまねいていること、そしてそれがまた症状を考える時間をふやしてしまうことなどを説明すると抵抗なく納得され、次回までに「どんなときにサーチ癖が出て、どう逃げる癖がついているか」をリストアップしてもらうことにしました。

次の回からは、できたリストのなかで何かひとつ選んで思いきって「逃げ癖」をやめてみることを話し合い、その結果をまた次の回で話し合っていくことへと治療は進んでいき、この「思いきり」の体験から「普通の感じ」が戻ってきました。

そして、この「普通の感じ」とそれまでの「プチパニック」の感覚との違いを起こすのが、本人の「思いきりの悪さ」であることに話が進み、「もともと慎重で思いきりが悪かった自分」へとさらに話が発展していきました。

結局このケースは、一〇回で症状が良くなって治療を終了しましたが、最後に本人の感想を聞くと、「治療の前は迷って迷って何もできない、〈止まってしまう自分〉だったのが、治療のなかで、〈迷ったときは思いきり〉と考えて〈動ける自分〉になった、違いはそれだけなのかも知れない」とのことでした。

「森田療法」という言葉は、一九三八年に高良武久が精神神経学雑誌の宿題報告「神経質の問題」において使ってから、今日では一般化しています。

森田正馬自身は、この治療法を「神経質の特殊療法」と言っていたわけですが、今では「森田療法」と言うと、患者さんにも治療者にも一定のイメージを与えています。

これは、治療に関しては一種のプラセボ効果を働かせていると思われますが、さきほどのケースのように、外来森田療法では治療者がこの方法の本質を理解していれば、患者さんに「森田療法」という言葉の先入観がなくても、実質の部分だけで充分な治療効果をもっています。

神経質の心理と森田療法

森田正馬は、森田療法を「神経質の特殊療法」と呼んでいました。

神経質というのは両義的な言葉で、「あの人は神経質である」と言えばその人の性格を述べていますし、「自分はいま神経質になっている」と言うときは、そのときの状態を述べています。

実際に治療を求めてくる人たちのなかにも、明らかに神経質性格の延長として症状を出している人もいますし、もともと普通の性格で、不安の強くなる状況で症状が出たとわかる人もいます。

私たちが生活をしていると、普通の性格の人であっても神経質になることはよく見うけられます。とくに生活が変化する時期には神経質になりやすく、留学により外国で生活を始める直前、就職して学生が社会人になるとき、結婚して新たな生活を始めるとき、子供が生まれ親としての責任を感じるとき、会社で異動したりグループリーダーや管理職になるとき、退職して新たに起業するとき、家を建てて転居するとき、停年で仕事を引退するときなど、それぞれ「自分はこの新しい状況でうまくやっていけるのだろうか」という適応不安が生じます。このような時期には、もともと神経質な人はもちろん、普通の人でもちょっとした不安にとらわれやすくなります。

たとえばある対人恐怖症の人は、司法試験に合格して司法修習生として研修を受ける直前に、「自分の顔がおかしい」と不安なり、「人と話すと緊張していたたまれない、とても集団生活に耐えられそうもない」と強く悩んでクリニックを受診しました。よく話を聞くと、司法試験の受験中に歯科治療を受けたのですが、そのあとからあごの咬み合わせに違和感を感じるようになり、それを直そうとするとあごに力が入って変になり、それが自分の表情に出ているので他人に変に見えるのではないかという考えにとらわれたために、人前で自分の表情を意識して緊張・不安状態に陥ってしまったのでした。本来は、社交性もあり友人も多く、司法試験に合格するくらいですから、エネルギーの高い学生でしたが、試験勉強中に一人でいる時間が長くなり、その生活のなかで適応不安が強くなっていたのでしょう。このような醜貌恐怖・醜形恐怖の場合は精神病としての妄想性障害の可能性もあり、治療は慎重を要するのですが、幸いにこのケースでは、神経症であったため外来森田療法が奏効し、司法研修が始まる前に対人恐怖症は改善して、無事に研修生活を送ることができました。

森田療法の対象となる神経症の症状は、乗り物恐怖、対人恐怖、強迫観念など一見さまざまですが、どの症状であっても、「不安にとらわれている」点では、共通しています。日常生活でわれわれが不安をいだくときに、問題の解決や、ものごとの結論・結果はすぐにはわからないことも多いものです。この場合、人は不安なままで待たざるをえないことがあります。しかし私たちはつい、今すぐに不安をなくしたいとはからってしまって、往々にしてとらわれに陥ってしまうことがあります。

このときに、身についたとらわれを落とすためには、一度はからいをやめて「運を天にまかせる」体験が必要になります。この、はからいをやめて運を天にまかせる方法を具体的に体系化したのが、森田療法です。そして、その森田療法を外来でもできるように時間的に構造化したのが、外来標準型森田療法です。

また、神経質の性格特徴として「役割不安」の強さがあります。役割不安とは、適応不安の一種で、自分が日常生活のなかで果たさなければいけない役割に対して、「はたして自分にそれができるのだろうか」と先取りして不安になることです。これには、「子供が小学校に入るけど、自分は母親として保護者会で割り当てられる役目を果たせるだろうか」、「職場で部下ができるけど、はたして若い人たちをうまく指導できるだろうか」、「会社員としては最高の地位まで昇りつめ、次期社長に選ばれたが、本当に自分の力でこの会社を経営していけるだろうか」、「仲間と一緒に起業することになったが、自分に企業家としての素質があるのだろうか」等々、いろいろありますが、すべて自分がある役割に直面したときに、それを果たすことが可能かどうかという、広い意味での予期不安です。

不安にとらわれたときの人の心理として、将来をおもんばかり、先々の心配にいたずらに時間を費やしてしまうことがあります。しかし、これは手の届かない未来のことなので、いくら考えても変えることはできません。われわれが直接に手が届くのは、今か、今より少し先の未来しかありません。いま目の前のできることをすること、せいぜい一時間、二時間、半日後の自分の行為を選択することが、「今」の自分にできることなのです。神経質から解き放たれるためには、手の届かない未来ではなく、手を出せる今を変えることが大切なのです。

あとがき

私には、森田療法において三人の恩師がいます。

一人は、浜松医大で最初に森田療法を教えていただいた藍沢鎮雄先生です。先生には学生時代から森田療法の講義をしていただき、精神科医になってからは、実際の診療を見せていただいたり、診療の終わったあとは数人の仲間と一緒に夜中まで飲みながら（私自身はあまりお酒は飲めませんが）いろいろなお話を聞かせていただきました。そのなかで、森田療法のみならず、精神科医としての基礎を教えてもらいました。あの時期に藍沢先生にお話を聞くことができたのは、若い精神科医として真に幸運であったと思います。

藍沢先生は、若い医師にもけして「こうしなさい」と言うことはなく、むしろ精神科医としてのご自分の体験談を語ることがほとんどでしたが、あの頃の浜松医大の若い精神科医は皆、それに深い影響を受けたと思います。余談ですが、藍沢先生は外来の診療時には、次の患者さんを呼ぶ前に必ずそのカルテを見直してから診察に入っていました。そのときの何とも云えない間が印象的でしたが、気づいてみると自分もまったく同じことを毎日の診察のなかでやっています。

次に影響を受けたのは、高良興生院の院長であった阿部亨先生です。阿部先生は、私が研修したときにはすでに興生院の森田療法を実質的に切り回しておられ、精神療法の世界では「ミスター森田療法」として畏敬の念をもって見られていました。本文にも書きましたが、阿部先生の診察を私はガラス窓越しに一年間聞かせていただきました。最近になって、外来森田療法をやっているときに、ある瞬間、患者さんに話す自分の口調が阿部先生のものと同じトーンになっていて自分でも苦笑することがあります。これはここ数年のことですので、二〇年の間をおいて、その影響が出たということでしょうか。

そして、森田療法においてやはり大きな影響を受けていると思うのは、高良武久先生です。若い頃の私は、高良先生のことがよくわかりませんでした。高良興生院でも、毎日の治療システムを動かしているのは阿部先生でしたし、その著書も、森田正馬の本と比較するとシンプルでやさしく読める感触でした。高良先生と高良興生院の影響の大きさがわかったのは、興生院が閉院になってからです。もし興生院が今でもあれば、おそらく私は外来森田療法をつくろうと本気で考えなかったにちがいありません。

最後に興生院に行ったのは、閉院になるほんの少し前でした。当時日本の精神科施設を見学に来日していたドイツの精神医学者を案内し、一緒に院内を見ているときに、高良興生院とは高良先生そのものであることを初めて実感しました。庭に植えてあるバラの木を見ても、それが患者さんが選んで植えて手入れをしているものであったとしても、そこには高良先生の感覚がまちがいなく反映されています。それは自由とある種の文学を感じさせるものでした。高良先生自身は、自分を科学的な治療を行う医学者であると規定していたと思いますが、実際の治療の場はそれだけではなく、その場を作った人の人間性の影響を強く受けることになります。

私にとって、森田療法が基本的に自由な治療法であると認識されるのは、高良興生院でそれを習ったからにほかなりません。

その他にも、私が外来森田療法を確立するまでには、上の世代、同世代、そして若い世代の数多くの森田療法関係の先生にお世話になっています。すべてお名前をあげることはできませんが、現在の私の森田療法があるのはこれら諸先生方のおかげと感謝しています。

最後に、この本は、白揚社の鷹尾和彦編集長の「新しい、『森田療法のすすめ』を外来版で書かないか」との勧めによって生まれました。鷹尾氏との対話がなければこの本が誕生することはなかったでしょう。深く感謝しております。

二〇〇七年十二月

市川　光洋

著者略歴

市川光洋（いちかわ・みつひろ）

1982 年　浜松医科大学卒業、浜松医大精神神経科入局。児童外来、森田療法外来を担当。

1983 年　高良興生院にて森田療法を研修。

1984 年　浜松医大精神神経科病棟森田療法グループ責任者、および森田療法外来担当者となり、大学病院における森田療法を開始。同時に精神科児童グループにおいて児童期の神経症の治療・臨床研究を行う。

1986 年　東京都立松沢病院勤務、アルコール病棟開設に携わる。

1989 年　成増厚生病院勤務、アルコール医療センターの開設を企画。東京アルコール医療センター開設後、副所長となり、アルコール依存症の治療とその家族入院療法を行う。石神井光洋クリニックを開設。

1990 年　企業内メンタルヘルスの問題に携わる。

1992 年　ＥＡＰ戦略会議を開始。

1996 年　光洋クリニック・光が丘開院。外来標準型森田療法を開発。

現在、飯田橋光洋クリニック院長。外来森田療法および企業内メンタルヘルス不全の治療・コンサルティング等を行っている。

論　文　「各領域における森田療法、大学病院ー非専門施設ーから」（第 3 回森田療法学会シンポジウム、1985；森田療法ワークショップ ’83-85 星和書店、1986 所収）、「外来森田療法ークリニックの立場からー」（日本森田療法学会雑誌 17；49-52, 2006）、「森田療法の臨床的治療原理再考ー森田療法のわかりにくさとはなんであったのかー」（日本森田療法学会雑誌 18；19-25, 2007）、「外来標準型森田療法ー外来森田療法の時間的構造化ー」（日本森田療法学会雑誌 20；159-174, 2009）など。

飯田橋光洋クリニック
住所：東京都千代田区富士見 2-3-10　北澤ビル２Ｆ
電話：03-5212-1778

ISBN978-4-8269-7144-7

外来《がいらい》森田《もりた》療法《りょうほう》

二〇〇八年 三月 一日 第一版第一刷発行
二〇一四年十一月三十日 第一版第二刷発行

著　者　市川《いちかわ》光洋《みつひろ》

発行者　中村　浩

発行所　株式会社　白揚社
東京都千代田区神田駿河台一―七　郵便番号一〇一―〇〇六二
電話(03)五二八一―九七七二　振替〇〇一三〇―一―二五四〇〇

装　幀　岩崎寿文

印刷所　中央印刷株式会社

製本所　株式会社　ブックアート

森田療法のすすめ［新版］　ノイローゼ克服法　高良武久著　本体1900円

新版　神経質の本態と療法　森田療法を理解する必読の原典　森田正馬著　本体1900円

新版　自覚と悟りへの道　神経質に悩む人のために　森田正馬著　本体1900円

新版　生の欲望　あなたの生き方が見えてくる　森田正馬著　本体1900円

新版　神経衰弱と強迫観念の根治法　ノイローゼ克服への必読の原典　森田正馬著　本体1900円

森田療法で読むパニック障害　その理解と治し方　北西憲二編　本体1900円

森田療法で読むうつ　その理解と治し方　北西憲二・中村敬編　本体1900円

森田療法で読む社会不安障害とひきこもり　北西憲二・中村敬編　本体1900円

新時代の森田療法　入院療法最新ガイド　慈恵医大森田療法センター編　本体1800円

経済情勢により、価格に多少の変更があることもありますのでご了承ください。
表示の価格に別途消費税がかかります。